薬剤師、在宅へ行く。

編集代表　北河 修治

編集　岩川 精吾　　髙尾 宜久　　長嶺 幸子

南山堂

● 執筆者一覧

● 編集代表

北 河 修 治 　神戸薬科大学　名誉教授／前 学長

● 編 集

岩 川 精 吾 　神戸薬科大学　名誉教授

髙 尾 宜 久 　神戸薬科大学総合教育研究センター（臨床部門）　臨床特命教授

長 嶺 幸 子 　前 神戸薬科大学エクステンションセンター　臨床教授

● 執 筆（執筆順）

山 中 智 香 　ウィズ・グロー　代表／神戸薬科大学　非常勤講師

中 島 園 美 　神戸薬科大学臨床心理学研究室　准教授

小 塚 ひとみ 　株式会社こつか　代表取締役／そらまめ薬局　管理薬剤師

長 嶺 幸 子 　前 神戸薬科大学エクステンションセンター　臨床教授

辻 井 理津子 　在宅療養支援認定薬剤師

南 　恵理子 　株式会社Ｊ.みらいメディカル　取締役副社長／神戸薬科大学　非常勤講師

播 本 高 志 　ファーマ・ケア研究所　所長

白 川 晶 一 　神戸学院大学薬学部臨床薬学部門　教授

笠 原 庸 子 　県立広島病院　薬剤科

太 田 光 熙 　一般財団法人生産開発科学研究所バイオマーカー研究室　室長／
　　　　　　 前 神戸薬科大学　教授

● 事例提供

斎 藤 優 子 　株式会社ココカラファインヘルスケア フタツカ薬局ガーデンシティ舞多聞
　　　　　　 薬局長（管理薬剤師）

吉 川 知 子 　有限会社ヘルス企画かりん薬局　管理薬剤師

小 塚 ひとみ 　株式会社こつか　代表取締役／そらまめ薬局　管理薬剤師

圓 尾 美 佳 　株式会社アセンド　代表取締役／あゆ調剤薬局　管理薬剤師

• • • • 序 • • • •

　高齢化の進展に伴い，医療ニーズが慢性疾患を中心とするものに変化してきている．このような医療環境の変化に伴い，住み慣れた地域の中で患者や高齢者の生活を支える医療・介護の連携した「地域包括ケアシステム」の構築が，団塊の世代が75歳を迎える2025年を目途に推進されている．在宅医療において薬剤師もチームの一員として多職種間で協働し，専門性を生かした質が高く安心・安全な医療を提供することが求められている．

　しかし，在宅医療をはじめ地域医療において薬剤師が十分に活用されていない現状がある．その背景には，多職種間での連携不足が考えられる．このような社会情勢を受けて神戸薬科大学エクステンションセンターでは，2012年から地域医療に貢献できる実践力のある薬剤師の育成を目的に，薬物治療のリスクマネジャーとしての実践力を鍛える「生涯研修スキルアッププログラム」と，在宅医療を支援している地域医療機関（多職種連携の勉強会・情報交換会を立ち上げ，神戸市垂水区を中心に活動する特定非営利活動法人エナガの会および垂水区医師会）と連携してチーム医療での実践力を鍛える「臨床能力育成プログラム」を構築した．

　そして，このような地域医療に貢献できる薬剤師の育成プログラムをもとに，在宅医療をはじめる薬剤師や在宅医療をはじめたが悩みを抱えている薬剤師を対象にした書籍を企画した．本書の特徴は，在宅現場で薬剤師が経験した45症例をもとにさまざまな切り口から組み立てられていることである．本書からは，実際の症例からの学びだけでなく，多面的な視点を得ることができる．在宅患者や患者家族と信頼関係を築くコミュニケーションの取り方から看取りに接した時の薬剤師としての寄り添い方，認知症患者や高齢者での服薬管理，排便コントロール，緩和ケア，高齢者のフレイルに大きく影響する栄養管理，そして薬の効果・副作用を評価するためのフィジカルアセスメントの考え方について，問題点を解決するポイントやヒントを薬剤師の視点から解説している．他にも，在宅に行く前に知っておくべき医療保険制度や介護保険制度，居宅療養管理指導の基礎知識についてもわかりやすく解説している．巻末には，臨床検査値と病態についての表を載せている．これは薬剤の効果や副作用の判断，薬剤変更や減薬・用量調整の提案などをするときに役立つものと思われる．

　地域包括ケアシステムにおけるチーム医療に，それぞれの専門性を生かして多職種で関わることが，患者やその家族を支えることになる．在宅医療への薬剤師の積極的な参加は患者にとってメリットがあることを他職種に知ってもらうよい機会になる．また薬剤師も他職種の業務を知ることができ，適切な情報を提供できるようになる．チーム医療では，必要に応じて訪問の依頼・相談ができる顔の見える関係を普段から築いておくことが大切

である.

　今回，本書を企画するきっかけを与えてくださいました「エナガの会」代表の中村治正医師，また多くの在宅現場での症例を提供してくださいました薬剤師の先生方，無理なお願いに快く応じてくださいました執筆者の先生方に心からの感謝を捧げたいと思います.また本書の出版にあたり，企画から出版まで長きにわたり辛抱強く，企画，構成，編集に多大なるご尽力を賜りました南山堂編集部の古川晶彦氏，山田歩氏に深く感謝し，心より御礼申し上げます.

　　2022年6月

編者一同

目 次

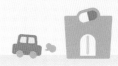

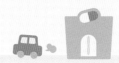

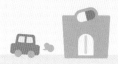

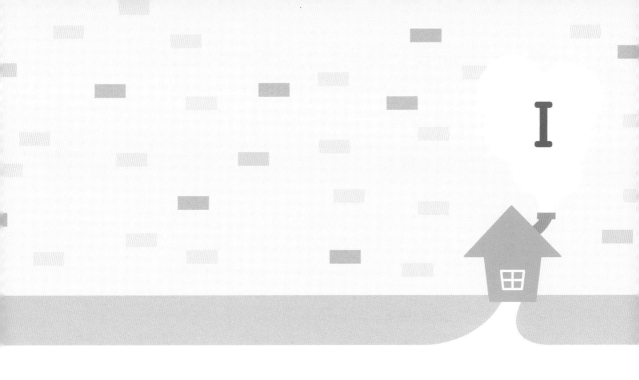

いま，在宅に行ってできることを整理する

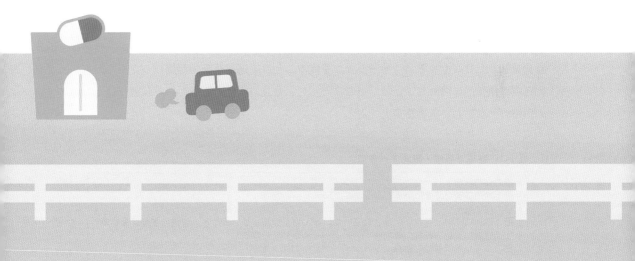

1 患者宅でのコミュニケーションの はじまり─患者宅訪問

A 「患者宅に行く」心構え

「薬局」と「自宅」の違い

　患者の背景を知るために「自宅」という空間を観察し，本来のありのままの患者を知ることや，家族と関わることは，「薬局」だけでは知り得ない大切な情報源となる．しかし，自宅に他者が入ることに対して，少なからず抵抗のある患者もいる．われわれ薬剤師は，「自宅」という患者にとってのホームグラウンドで良好な信頼関係が築けるよう，さまざまな工夫をしながらコミュニケーションを取る必要がある．

　薬剤師は「患者に何かを提供する」という一方的な関わりではなく，「患者と互いに協力しながらより良い方向へ向かっていく」というスタンスをもつべきである．そのため，薬の話だけではなく，時にはインフォーマルな会話や，介護する家族の悩みなど一歩踏み込んだ話をすることもある．薬剤師は，「自宅」という空間で家族以外の相談者としての役割ももちつつ，他職種と連携しながら薬のプロとして患者や家族に関わる必要がある．

　また，薬局では，調剤した薬が飲めているのか，効果があるのか，適切であるのか，副作用が出ていないかなどを，主に患者からの聞き取りにより確認するが，在宅ではこれらに加えて，表1-1に挙げる点のように，「薬局」の聞き取りだけでは正確に確認しきれないことも観察，確認が可能である．

　このように，「自宅」で得られる情報には「薬局」では気づかない視点のものが多くある．患者背景を知り，良好なコミュニケーションを取ることは，適正な薬物治療につながる．薬剤師が在宅医療に積極的に関わることは，患者にとってより良い状態，患者の望む状態に導くため，チーム医療の一員として重要な責務である．

表1-1　在宅で観察・確認すべき点

- 薬の保管状態
  - 例：冷所保管ができているか
- 薬の保管場所
  - 例：取りにくいところに保管されていないか・物が散乱しているなど，管理に支障はないか
- 生活空間における転倒の危険性
  - 例：トイレへの移動の動線
- 衛生面
  - 例：インスリンの針の処理
- 食生活の状態
  - 例：お菓子が散乱していないか・食事の食べ残しがないか
- 家族の様子
  - 例：介護や治療に積極的か・出入りの頻度や在宅時間・家族自身の状態
- 残薬がないか（実際に目で見て確認する）

表1-2　患者に安心感を与える姿勢

- 笑顔
- 相手に関心をもつ（疾患だけでなく，患者自身に）
- 相手の名前を呼ぶ（心ないお世辞より効果的）
- 聞き手に回る
- 相手の関心が何にあるかを見抜く（病気知識，検査値，日常生活の注意点，健康全般，将来，自分の生活，趣味など）
- 心から褒める（患者自身が頑張っていることを見つける）

患者との信頼関係の築き方

　薬剤師に自宅へ来てもらい，病気のことを話すことが抵抗なくできる患者もいるが，なかには薬剤師を自宅に招き入れること自体に抵抗がある患者もいる．

　患者との信頼関係を築くためには，まず，薬剤師が在宅医療に関わることが患者にとってどのようなメリットがあるのか，薬剤師ができること，患者の助けになることなどをわかりやすい言葉で説明することから始める．その際は，患者が安心感をもてる姿勢（表1-2）で向き合うことが大切である．

　また，在宅医療を行っているということは，以前は外に自由に出ていた生活が，加齢や病気などの理由で制約された生活になっているということである．今まで当たり前にできていたことができなくなった喪失感も，少なからずある．そのなかで，服薬やリハビリテーションなどのさまざまな治療につながる行動を促すためには，直接的な説明，指導だけでなく，患者に自信を取り戻してもらうアプローチが大切である．そのためには，その患者自身を認める声掛けが必要である．他者からの承認は自信につながり，意欲を刺激し行動する原動力になるからである．

　一方，薬剤師を自宅に招き入れるものの，会話をあまり好まない患者もいる．薬剤師が，自分の得たい情報に関することを一方的に質問したり，「何か聞き出さないと」と焦ったりしていては，その気持ちが患者に伝わり，患者を余計に答えたくない状態にしてしまう可能性がある．まずは「何か不安なことはございますか？」や「何かご病気で気になることはございますか？」など，患者の立場になって患者自身が気になることを聴く姿勢から始めるとよい．

事例 1　患者がなかなか心を開かない

　70代男性．自宅を訪問したが家に上がられるのを嫌い，玄関先でのやり取りしかできない．情報収集のため服薬状況などの聞き取りをしようとしても，「ちゃんと自分で管理しているから」「わかっている」「薬は玄関に置いておいてくれ」などと取り合ってくれない．コミュニケーションが取れず，必要な情報収集ができない．

これで解決！➡ 患者の興味・関心を探りながら会話する

　薬に関する情報収集のための一方的な質問ではなく，まずは患者自身を知るための質問に変更した．玄関先に置いている花の話題や，「今朝はどう過ごされていましたか？」など笑顔で語り掛けた．焦らず相手の興味や関心のあることをじっくりと聴く「傾聴」の姿勢に徹した．また，

人生の先輩として尊敬の気持ちを伝えて信頼関係を築いていった．

One Point

「信頼される」ということは相手による評価であるが，「信頼を積み上げていく」のは自分の態度や言動である．人が他者を受け入れる時の要素として「安心」「安全」がある．適切なマナーや身だしなみ，言葉使いはもちろんだが，「自分の話を聞いてくれる」という安心感も大切である．

このような姿勢で接するには「傾聴」だけでなく，相手の立場に立って，相手の気持ちを理解する態度，なるほど，そうなんですね，と頷きや相づちを打ったり，相手の言葉を要約して，こういうことですね，と確認しながら理解を深めたりする「共感的態度」で接することが大切である．まずは患者に興味，関心をもち，図1-1に挙げる点などを「観察」することで，言葉だけの「共感的態度」ではなく真の「共感的態度」で接することができるようになる．その態度や言動が患者に伝わることが，心を開いてくれる第一歩となる．

家族との患者情報の共有

患者の状態によっては，直接意思疎通を図ることが困難な場合もある．また，患者からの情報収集ができていたとしても，家族からの客観的な見解を聞くことは大変重要である．病人を支えている家族には何らかのストレスがかかっている場合もあり，薬剤師から家族に対し薬物治療に関する要望を一方的に押し付けると，それが負担となる可能性もある．患者に対して困っていることや不安など，家族の精神的な負担軽減のために聞き役になることで，「一緒にともに関わっていく存在」として家族とも信頼関係を築き，正確な情報をお互い共有することが大切である．

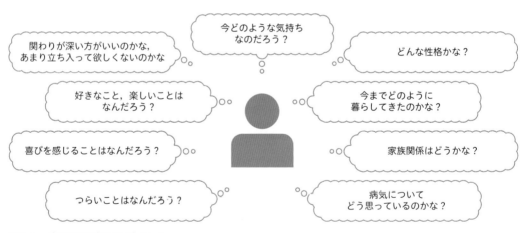

図1-1　患者を観察するポイント

事例 2　正確な患者情報が得られない

　80代女性．朝食後に血圧の薬が処方されている．同居の家族（患者の息子）が服薬補助をしているが，血圧の改善が見られずコンプライアンス不良の可能性があった．しかし，家族に「余っているお薬はありませんか？」と聞いても「だいたい飲ませている」と答えるばかりで，なかなか正確な情報が得られない．

これで解決！➡ 質問の仕方を工夫する

　「余っているお薬はありませんか？」という質問は，「薬を飲ませていない」と家族を責める印象を与える可能性がある．そこで，「何かの理由で飲めなかったことはありませんか？」と聞き方を変えたところ「実は，朝の出勤がバタバタする時，うっかり薬を飲ませ忘れてしまうことがある」という返答があった．朝食後でないといけない薬ではなかったため，医師に状況を説明し，服用時間を寝る前に変更した．

One Point

　残薬確認は薬剤師にとっては当たり前のことだが，聞き方によっては，家族は患者に薬を飲ませていないことを責められているように受け取る場合がある．残薬があるという状態には，何らかの理由がある．そのため，「残薬の有無」ではなく「残薬がある理由」を尋ねることで，相手を責めずに本音を聞くことができる．「朝，出勤でバタバタされている時に飲ませるのはとても大変だと思いますが」，「外出時などは対応が難しいかと思いますが」などの前置きを入れるなど，相手が理由を言いやすいような声掛けをするとよい．

事例 3　患者の精神状態が排便コントロールに影響している

　80代男性．神経質で些細な体調変化に敏感であり，自分は重い病気ではないかと疑っている．エチゾラムを服用しており睡眠状態は良好であるが，排便は酸化マグネシウムを服用しているもののコントロール不良である．排便状況はカレンダーに本人が記載しており，情報共有が可能である．

　些細なことで不安になり，精神状態が不安定になる．その影響が胃腸に出やすく，排便コントロールにも影響していると思われる．

これで解決！➡ 家族との情報交換を積極的に行う

　患者本人からの情報収集だけでなく，家族とも積極的に情報交換を行った．その際，「何かお困りのことはありませんか？」などの相手が答えやすい質問の形を心掛けた．すると，患者が神経質であり，些細なことが原因で気持ちの浮き沈みがあること，また患者の精神状態への対応で家族が疲弊していることがわかった．

　そこで，家族の疲弊を考慮し，共感的態度で日常の気持ちの聞き役になることとした．すると家族との信頼関係を築くことができ，患者の正確な精神状態の把握に役立った．聞き取りによると，酸化マグネシウムは1日3回朝昼夕食服用の処方だったが，気分が落ち込んでいる時は下痢

表1-3　**オープンクエスチョンとクローズドクエスチョンの違い**

	オープンクエスチョン（開いた質問）	クローズドクエスチョン（閉じた質問）
特徴	回答者が自由に答える	「はい」「いいえ」で答える
質問例	「お加減はいかがですか？」 「何か気になることはありますか？」	「たばこは吸いますか？」 「熱はありますか？」
利点	＜質問者の利点＞ ● 回答者の意見が聞ける ● 質問者が想定しなかった話題につながる場合もある ＜回答者の利点＞ ● 言いたいことが言えるので気持ちがよい ● 言葉に出すことで，自分自身の考えを整理できる	＜質問者の利点＞ ● 必要な情報を早く得られる ● 質問しやすい ● 正確に判断できる ＜回答者の利点＞ ● あまり考えずに答えやすい
欠点	● 会話が苦手な人からは情報を得にくい ● 体調などで答える負担をかけてしまう可能性がある ● 回答者にとっては，漠然と聞かれるとどう答えてよいかわからない場合がある ● デリケートな問題は信頼関係がないと答えにくい	● 回答者の考えや気持ちがつかめないことがある ● 話が発展しない ● 質問者の思い込みが入ってしまう可能性がある ● 回答者にとっては心理面の開示がしにくい・事務的な印象を与える

傾向がみられることがわかった．そのため，酸化マグネシウムを頓服処方としてもらい，気分が落ち込んでいる時の服用は控えるようにしてもらった．

One Point

　本事例では，共感的態度で接することに加え，オープンクエスチョンを使うことによって，相手の言いたいことを引き出していった．オープンクエスチョンは相手が自由に答えられる質問で，「開いた質問」とも呼ばれる．一方，「はい」か「いいえ」で答えられる質問をクローズドクエスチョン（閉じた質問）という．オープンクエスチョンとクローズドクエスチョンの利点と欠点を表1-3に示す．情報を多く取りたい時や，気持ちを聞く時はオープンクエスチョンを，明確な有無を確認したい時や相手が答えにくい時はクローズドクエスチョンを使うなど，状況に応じて使い分けるとよい．

● 申し出を断る時のコミュニケーションの取り方 ・・

　時には，患者の申し出が無理難題の場合や，法律や規則上，薬剤師が応じることができない要望を言われることがある．断る際は，相手に不快な思いをさせないよう表現の工夫が必要である．

事例 4　患者に家事の手伝いを頼まれる

　80代女性．足が不自由で，歩行に少し難がある．在宅訪問を1年続けていて，患者と薬剤師の信頼関係はできている．「ちょっと郵便物を取ってきて」などと頼まれることがあり，患者の負担を考えてできることは在宅訪問時にしてきた．しかし，要求はエスカレートしていき，「ちょっと洗い物をしていってくれないかしら？」など家事も頼まれるようになった．薬剤師としてはできないことを伝えると，不快感をあらわにした．

表1-4　断る時の声掛けの例

- 相手のもっともな理由を伝える
  なぜ相手がそれを望むのかの理由を考え，言葉にして伝える
  例：「それを私ができれば〇〇さんの負担がかなり少なくなると思いますが〜」
- 気がかりなことを先に言葉で伝える
  「断ることで相手が不快な思いになるかもしれない」と心配していることを先に伝える
  例：「お困りになるかもしれませんが〜」
- 相手の立場に立った発言をする
  相手の気持ちを理解していることを示す
  例：「もし私が〇〇さんなら，同じように思いますが〜」
- できる範囲を伝える
  できることとできないことの線引きを伝える
  例：「〇〇まではできるのですが，それ以上は規則上できないことになっていて，お役に立てず残念です」
- 代替案を出す
  別の方法でできることがあるのならば提案する
  例：「残念ながら薬剤師としてはできないのですが，ヘルパーは可能だと思いますので，こちらから連絡いたしましょうか？」
- 例を示す
  同じような申し出が多いが，他も断っていること伝える
  例：「実は，他でも同じような申し出があるのですが，すべてお断りしているのです」
- こちらの気持ちを素直に伝える
  本当は「要望を聞くことが相手の役に立つ」と思っていることを伝える
  例：「私もそれがお役に立てると思うのですが，立場上できない規則になっていて申し訳ございません」
- クッション言葉を使う
  ストレートに言いにくい内容に対して，クッションのように前置きの言葉を入れる
  例：「残念ですが〜」「あいにくですが〜」「恐縮ですが〜」

■ これで解決！➡ 断り方を工夫する

　ストレートに「ルールなのでできない」と断るのではなく，「洗い物をするために立ったり座ったりするのも大変ですよね．残念ながら薬剤師としてはできかねるのですが，洗い物や洗濯ものなどは介護保険を使ってヘルパーさんに頼めるかもしれませんので，こちらから連絡してみましょうか？」と患者の大変さを理解する言葉とともに代替案を示して断ることで，患者は納得した．

■ One Point

　相手の要求を断る際は，クッション言葉や相手の立場に立った言葉を使うことが大切である．クッション言葉とは，相手に何かをお願いしたり，断ったり，ストレートに言いにくいことやきつく感じる内容を伝える時に，クッションのように，前置きとして入れる言葉のことである．例えば「大変申し訳ございませんが〜」「お忙しいと思いますが〜」などが相当する．クッション言葉を含めた断る時に有用な声掛けの例を表1-4に示す．

　ただし，このような声掛けをしても，場合によっては要望がエスカレートしたり，無理難題を言われたりするケースもある．そのような場合は，「きっぱりと断る」という判断も時には必要である．

B チーム医療における他職種との連携

他職種とのコミュニケーションの取り方

在宅業務においては，他職種との連携が必須である．普段の生活環境や家族のことなどの患者本人に関する情報はもちろんのこと，他職種からみた薬の問題点に関する情報も非常に重要である．患者から聞くだけではわからない薬の飲みにくさや，服薬タイミングなどの服薬環境に関する情報を得ることができる．また，飲み忘れへの対処法などは，多職種で連携を取ることで患者にとってより良い方法を見つけることができ，さまざまな提案が可能になる．

多職種・多人数との関わりでは，コミュニケーションが重要である．うまくいかないとコミュニケーションロスを生み，それぞれの力の総和より低いパフォーマンスになる．コミュニケーションが良好に取れていると，連携することで力の総和よりさらに高いパフォーマンスになり，プラスの効果が生まれる．

事例 5 ケアマネジャーと情報を共有しづらい

患者が長年の付き合いで全信頼を置いているケアマネジャーやヘルパーのみと情報交換し，そのメンバーで成り立っている在宅現場に初めて薬剤師が介入した．薬の飲み忘れなどに関しても，患者とヘルパー間の口頭のやり取りで完結してしまうため，「情報共有してもらわないと困ります！」と少し腹立たしい思いで発言したが，一向に状況は改善されなかった．

これで解決！➡ 伝え方を工夫する

感情的に発言するのではなく，こちらが困っていることや助けて欲しいことを伝えることにした．具体的には，「薬を飲み忘れても，すぐに飲んでいい場合と1回飛ばした方がいい場合など，薬の特徴によって違うこともあります．○○さん（ヘルパー名）が気づいた，患者さんのお薬の飲み忘れや飲みにくさなどがあれば，私にお伝えいただけると，とても助かります．患者さんにとってより良い方法や提案を，○○さんとも共有できると思います．」と伝えた．すると，情報共有が患者ケアのためにも役に立つことへの理解が得られ，うまく情報共有ができるようになった．

One Point

他職種と効果的に連携するには，意見の相違があった場合でも，しっかりと自分の考えを述べ相手に伝えなければならない．しかし，つい感情的に発言してしまって関係性がこじれることもあったり，ストレートに意見を言うことへの予期不安（自分の意見が通らないのではないか，意見を言うと気を悪くするのではないか，という不安）を感じたり，自分の意見に自信がなかったり，どう伝えたらいいかわからない場合もある．コミュニケーションの壁で，本来発揮できるはずの薬剤師としての力が活かせないことになる．

コミュニケーションのスタイルには大きく分けて3つのスタイルがある．一方的に主張したり（アグレッシブ：攻撃的），消極的にあきらめたりする（ノンアサーティブ：非主張的）のはいずれもストレスがかかる一方，相手の立場を尊重しながらも自分の意見をしっかりと伝える「ア

表1-5　各コミュニケーションスタイルの特徴

スタイル	アグレッシブ（攻撃的）	ノンアサーティブ（非主張的）	アサーティブ（主張的）
表現方法	自己中心的で一方的である	自分の感情を押し殺して相手に合わせる	自分も相手も大切にする
特徴	攻撃的になるのは，「相手を操作したい」という気持ちがあるからである．自己中心で自分は満足すると思いがちだが，結果として相手が思うようにいかず反発を受けてストレスがたまる．	波風が立つのが嫌で，不平不満があっても自分の気持ちを相手に言えない．結果としてストレスを抱え込んでしまう．	相手の気持ちに配慮しつつ，自分の気持ちも伝えるWIN-WINな方法である．結果として，ストレスがたまりにくい．

● **アイメッセージへの変換**
「私は〜」を主語にする．

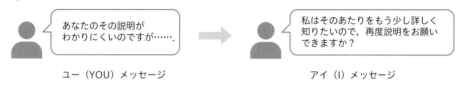

ユー（YOU）メッセージ　　　　　　アイ（I）メッセージ

● **ポジティブメッセージへの変換**
「〜しない，だからダメ」ではなく，「〜こうしてくれたら，助かる，嬉しい」などプラスになる条件を伝える．

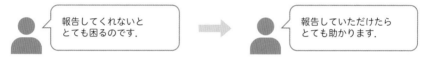

図1-2　表現の工夫の一例

サーティブ（主張的）」では，コミュニケーションのストレスが軽減される[1]．各コミュニケーションスタイルの特徴を表1-5に示す．

　アサーティブに伝えるには，こちらの要望を伝えるだけでなく，相手も聞きやすいように工夫が必要で，お互いに主張を受け入れやすい表現にすることがポイントである．表現の工夫の一例を図1-2に示す．まず，アイメッセージへの変換がある．アイメッセージとは，主語を自分（私は〜）にすることで，相手を責めずに自分の希望を伝えやすくする表現である．ポジティブメッセージへの変換も有用である．ポジティブメッセージは，「〜してくれないと困ります」「大変です」などのネガティブな言葉で伝えるのではなく，「〜していただけたら助かります」「嬉しいです」など，行動してくれることによるポジティブな側面を伝えることで，相手が受け取りやすくする表現である．

　自分の想いは相手に言わなければ伝わらないし，患者のために言うべきこともある．「言い方」さえ工夫すれば，危惧している予期不安を減らすことが可能である．また，不快な感情などは事実と感情を分けて話すことで冷静に伝えることができる．アサーティブな表現は，慣れないうちは難しく感じるが，常に「私は〜思う」と主語を自分にして伝えることを意識し，日々アサーティブな表現を練習することが大切である．

● 他職種への連絡・提案事項の伝え方 ⋯⋯⋯⋯⋯⋯⋯⋯⋯⋯⋯⋯⋯⋯⋯⋯⋯⋯⋯⋯⋯⋯⋯⋯⋯⋯

　　多職種との連携が重要な在宅医療では，他職種へスムーズに連絡したり，お互いの職種間の提案を聞き合うことで患者にとって有効なケアができる．同じ職場で顔を合わせているメンバーとは異なり，患者宅への訪問時間が違ったり，お互いの距離があるなかでいかに効果的に連携を取っていくかが重要である．

事例 6　「顔を合わせない」スタッフとうまく連携できない

　　訪問看護師，ヘルパー，薬剤師が訪問している在宅患者．各職種が有益な情報をもっていると考えられるが，訪問時間帯が違い，顔を合わせる機会がないため情報共有しにくい．服薬以外の生活面（排便の様子など）のちょっとした変化を知りたくて電話で連絡していたが，お互いに別の業務もあるなか煩雑さを感じていた．

これで解決！➡ 共有ノートを設置する

　　共有ノートを患者宅に置き，それぞれの職種が気になったことを書き込むことにしたことで，他職種との情報共有ができるようになった．薬剤師は生活面の変化を知るだけでなく，ちょっとした薬の飲みにくさを訪問看護師に伝えることもできるようになった．また，家族にもノートに書き込んでもらうことで，タイムリーな情報を得られるようになった．

One Point

　　患者は，訪問に来るスタッフには職種関係なく自分の困りごとを訴える場合がある．薬に関することも薬剤師に聞くとは限らず，訪問看護師などの他職種が情報をもっていることも多々ある．適切に把握するためにはスタッフ間の連携が必要なので，共有ノートを置くなどの工夫をしてできるだけ効率よく情報共有する．なお，患者の状態によっては，スタッフ同士が顔を合わせて話す必要もあるので，他職種が患者宅に訪問するタイミングに合わせて訪問する機会を設けることも大切である．

● コミュニケーションの重要性と目的 ⋯⋯⋯⋯⋯⋯⋯⋯⋯⋯⋯⋯⋯⋯⋯⋯⋯⋯⋯⋯⋯⋯⋯⋯⋯⋯

　　コミュニケーションは何のために取るのか．根本に戻って考えると，「患者」のためである．在宅業務では専門職同士の意見のぶつかり合いも少なからずある（図1-3）．これらの相反する考えや行動は，その部分だけを見ると対立していて互いの主張は同時には満たせないものとなっている．「対立は解消できない」と思った時点で人の思考は停止し，どちらか一方があきらめたり，納得いかないまま他方の策を採用したりする．

　　しかし，一見対立しているように見えても，お互いが「こちらの方が患者の役に立つ」と思っていて手段が違うだけの場合がある．対立した時ほど，しっかりとコミュニケーションを取ることで解決の糸口をつかむことができる．その際，「人の行動・言動・思考には，その人なりのもっともな理由（要望）がある」と考え，いったん相手の立場になって考えてみることが大切である．

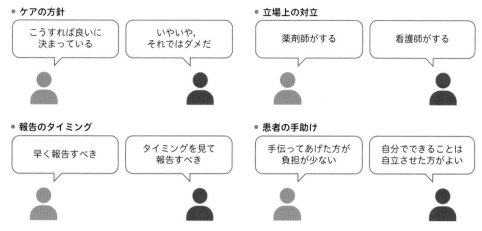

図1-3　在宅業務における専門職同士の意見のぶつかり合い

　コミュニケーションを取る「目的」を考え，在宅医療における他職種との連携を良好にし，患者により良い治療ができることを目指すべきである．

（山中 智香）

Bad News を受容できない患者への対応

　がん患者で，末期であるという告知を受けているにもかかわらず，治療によりがんが軽快すると信じていることがある．これは「否認」（フロイトが提唱した防衛機制*の一つ）という反応で，「悪い知らせ（Bad News）」を受け入れることへの拒絶であり，告知が「真実ではない」，あるいは「間違いである」という患者の願いが表現されたものである．しかし，もっと深く患者のこころを見てみると，周りの人たちには表面上の否認をしていても，「Bad News は正しいかもしれない」という恐怖や不安が水面下に存在している．死に至る疾患を抱えた患者に関わる医療者は，「人は解消できない強い恐怖や不安に直面した時，とっさに自分のこころを守るために Bad News を遮断することは普通の反応である」ということを覚えておかなければならないだろう[2]．患者の「否認」を医療者が見守ることで，患者は一歩ずつ Bad News に向き合っていくことができる．

「死の受容の5段階」

　末期がん患者の「否認」の状態を理解する上で，精神科医キューブラー・ロスが提唱した「死の受容の5段階」[3]が役に立つ．彼女は防衛機制の理論を背景に，人は「死」の不安とどう向き合い，どのように受け入れていくのかという，死にゆくプロセスを5段階に分類した．

＊：フロイトは精神科医で，精神分析の創始者である．人間のあらゆる心的現象の背後にある無意識の存在と，その意味の解読のしかたを理論化した．防衛機制とは，心の痛みや不安などから自分自身のこころを守るためにとる無意識的な心理的作用で，適応的な場合と不適応状況が生じることがある．

- **第1段階：否認**

自分が死ぬという現実を否認する段階．焦りと不安があり，「自分はがんだけど，特効薬で助かるのでは」と考えたりする．

- **第2段階：怒り**

否認しようとしても，否認しきれない現実を自覚した時，「なぜ自分が死ななければならないのか」と問いかけるが，その問いの答えの不在に対し，怒りを周囲に向ける．

- **第3段階：取引**

怒っても，結局，死にゆく定めは変化させることができないと認識するが，なお何かの救いがないかと模索したり，先に延ばすべく取引をしはじめる．「娘が結婚するまでは生かしてください」や「神様，命だけは助けてください」という取引をしたりする．

- **第4段階：抑うつ**

病気の進行や体力の衰えで，余命いくばくもないことを実感せざるを得なくなる．取引は無駄と認識し，閉塞感が訪れ，希望を失い，「一人になりたい」「関わりをもちたくない」という抑うつ状態になる．

- **第5段階：受容**

部分的な悲嘆のプロセスと並行し，死を受容する最終段階へ入っていく．最終的に自分が死にゆくことを受け入れるが，同時にわずかな希望も捨てきれない場合もある．受容段階の後半には，自分なりの死生観をもち，希望と別れを告げ，安らかに死を受け入れる．

●

ただしキューブラー・ロスは，すべての患者がこのような経過をたどるわけではなく，またすべての患者が「受容」に至るとは限らないと述べている．

Bad Newsを受け入れる準備ができていない患者に対し，「受容」を迫ることは援助にはつながらない．医療者は患者の「受容」を目的とするのではなく，現在の不安をいかに解消しQOL（生活の質）を高めていくかということに目標設定するスタンスをとる．一方で，患者の「否認」という反応が，その後の患者の状況を悪くするか，精神的苦痛感を抱くことになるかの評価を行い，場合によっては公認心理師につなぐ必要もある．

事例 7　若年末期がん患者の，麻薬に対する嫌悪感が強い

40代独居男性．末期の小細胞肺がんで，脊椎と肝臓に転移している．また，直腸膀胱障害がある．がん転移による全身痛があり，プレガバリンカプセル，ナプロキセン錠，フェンタニルクエン酸塩テープ剤と，頓用でモルヒネ塩酸塩内用液剤が処方されているが，麻薬に対する嫌悪感があり服用状況が悪く，疼痛コントロールは不良である．また，食事量の減少に伴い栄養状態は悪く，体力も顕著に低下してきている．肝機能悪化による黄疸，悪液質がある．

末期がんの告知は医師より再三あるが，患者は理解した上で「治療により軽快する」と信じている．最後まであきらめない本人の意志を尊重し，家族やスタッフが寄り添っている．また，不眠，

便秘の訴えもある．便秘に対しては頓用で酸化マグネシウムが処方されているが，服用していない．妹が主介護者で，母親も頻繁に訪問している．家族はホスピス入院を希望している．

これで解決！→ コントロールする必要性が高い症状に焦点を当てて説明する

薬剤師は初回訪問時，疼痛コントロールのみに重点を置き説明をした．その結果，麻薬使用に対する拒否はなくなった．2回目訪問時には，痛みが取れてきたため睡眠状態が若干改善し，麻薬の使用に意欲を示すようになった．なお，便秘に関しては，食事量が減少しており強固ではなく，コントロールの必要性は優先順位としては低いと考えられたが，症状観察を行うとともに本人のつらさの程度を聞き取り，お腹のマッサージの助言をした．

2回の訪問により患者との信頼関係が少し築けたようで，「これからもよろしく」と挨拶され，治療に前向きである意思を伝えられた．当面は本人の意思に寄り添い，治療について傾聴する方向で対応する予定である．

One Point

担当薬剤師は，患者が余命を「受容」することに焦点を当てず，患者の痛みを取ることに専念した．その結果，患者のQOLを高めることにつながっている．40代という若さでの死への受容は大変困難であることは，想像に難くない．患者が「否認」の段階にいるにもかかわらず，末期がんであるという真実に向かい合うこと，すなわち「受容」を促していたなら，薬剤師と患者の関係は悪化しただろう．そして，患者を孤立化させるという最悪の結果となっていた可能性も考えられる．

患者は痛みが軽減されたことにより薬物治療の専門家として担当薬剤師を受け入れることができ，信頼関係が結ばれた．信頼関係が結ばれた後は，患者に生じるさまざまな症状に，一つひとつ丁寧に対応していくというスタンスを取っていることがうかがわれる．

便秘に対しても，同様に患者への聞き取りを行い丁寧に対応している．人として重要である本質的な活動は3つ考えられる．それは「食べる」「動く」「排出する」で，特にさまざまな活動が制限・障害される患者にとって，これらが密接にQOLに関係してくる．自分でしっかり「排出する」ということは，自己コントロール感や自己肯定感に結び付く．

また，「第2の患者」といわれている患者家族への精神的負担にも配慮することが重要である．がん末期の患者を抱えた家族の精神的負担は大きい．少しでも軽減されるよう家族の話を傾聴したり，睡眠が十分に取れていないようなら睡眠薬を処方してもらうよう提案したり，手指が荒れているようならスキンケアのクリームなどを勧めるなど，患者のみならず家族の健康状態も客観的に観察し，適時対応することが大切である．

疾患が原因で身体機能の一部を失った患者への対応

Bad Newsに直面するのはがん患者だけとは限らない．疾患や怪我によって重要な身体機能の一部を失った患者もまた，Bad Newsに直面しているといえる．

このような患者では，自己主張が少なくなり意思疎通が困難な状態になることがある．これはフロイトの言葉である「対象喪失」の状態といえる．対象喪失は，愛情・依存の対象の死や別離体験などが一般的であるが，病気，手術，事故などによる身体機能の喪失も，さまざまな意味に

おける喪失体験を引き起こす[4]．そして，対象喪失による失った対象への断ちがたい思慕の情，悔やみ，怨み，自責など，混乱した気持ちを整理し，心から断念できるようになる作業を「悲哀の仕事（モーニング・ワーク）」と名付けている[5]．悲哀の仕事は容易なことではなく，少なくとも1年ぐらいの間は，これらの情緒体験を，心の中でさまざまなかたちで繰り返されるといわれている[4]．この悲哀のプロセスを，周囲が焦らずに見守っていくことも肝要である．

事例 8　病気で失明したことを受け入れられない

　30代男性．クリプトコッカス髄膜脳炎で失明しており，かつ両下肢の筋力が低下しているため1日中ベッドで過ごしている．けいれん発作や拘縮による疼痛があり，神経障害性疼痛治療薬，抗てんかん薬，排尿障害治療薬，抗うつ薬，便秘薬など多種類の薬が処方されている．

　失明後，環境に慣れず不穏状態が続いている．自己主張が少なく訴えがないので，意思疎通がやや困難である．なお，主介護者は母親であるが，食事以外は全介助が必要であるため介護者の負担が大きい．服用アドヒアランスも不良であるが，薬の種類が多く，用法も多様であることから介護者の不安が大きく，服薬支援が困難な状態であった．

これで解決！➡ 信頼関係を築きながら環境を整える

　薬は一包化を提案し，服用時点が同じ薬をまとめてカレンダーにセットした．なお，便秘薬は自己調整ができるよう別にした．その結果，母親の服薬支援が容易になり，患者の服薬アドヒアランスが向上した．

　また，不穏状態，疼痛コントロールについて詳細に聞き取りを行った．不穏症状が強かったため，心理カウンセリングを受けることを勧めた．また，これらの情報を主治医に提供した．

One Point

　本患者は30代という若さで失明と両下肢筋力低下により食事以外は全介助が必要となった．そのため，患者は人生のさまざまな希望や目標の断念を強いられることになった．喪失が心的ストレスとなって起こる急性の情緒危機，そして，その喪失の心理から逃避している状態であることが想像できる．

　病から障害をもった患者は，喪失の心理から逃避することなく，身体的ハンディキャップをもちながら，今後の人生を生きていく心の準備を整え，折り合いをつけていくことが課題となる．それを医療側が支えていくためには，信頼関係を結ぶこと，環境を整えること，チーム医療で関わることの3点が重要である．

　本事例においては，信頼関係は患者のペースに合わせて築いていくようにし，焦る気持ちを抑えることが重要である．環境を整えるには，家族であり主介護者である母親を支えることが第一となる．薬の一包化やカレンダー利用で服薬管理を簡略化し，母親の不安の低減に寄与していると考えられる．そして，チーム医療では，薬剤師は訪問時に患者の疼痛コントロールや不穏状態を詳細に聞き取り，主治医に情報提供を行っている．また，心理カウンセリングの導入も勧めており，チーム医療の「橋渡し的役割」も担っていると考えられる．

（中島 園美）

●● 引用文献

1）平木典子ほか編著：ナースのためのアサーション．金子書房，2002．
2）ロバート・バックマン原著，恒藤　暁監訳：真実を伝える　コミュニケーション技術と精神的援助の指針．診断と治療社，2000．
3）エリザベス・キューブラー・ロス著，鈴木　晶訳：死ぬ瞬間 死とその過程について．中央公論新社，2020．
4）小此木啓吾：対象喪失 悲しむということ．中央公論新社，1979．
5）フロイト・ジークムント著，井村恒郎ほか訳：悲哀とメランコリー．フロイト著作集6，人文書院，1970．

Column 多職種情報交換会の必要性─「HANASUの会」発足を通して経験したこと

認知症患者の排泄に関して，介護を担う家族は多くの悩みを抱えている．例えば，「便器以外への排泄」や「便で遊んだり，壁に便をこすりつけたりといった不潔行為（弄便）」などがある．本コラムでは，認知症患者の家族から薬局に対し，認知症患者の排泄についての相談があったことがきっかけで，多職種情報交換会が発足した事例を紹介する．

● 認知症患者の排泄に関する家族の悩み

患者は自分でトイレに行って排泄するが，便器以外に排尿することも多い．また，排便後のふき取りが不十分で，トイレの壁面に便が付着することもある．このような行為に対し，家族は新聞紙やペット用のシートをトイレの床面に敷き詰めることなどで対応していたが，ペットに比べて成人の尿量は多く，便器から外に散らばった尿はペット用シートの吸収力ではカバーできなかった．

ある時，介護を担う家族から薬局に，「トイレの壁面から床までおおうような商品」がないかとの相談があった．かなりの尿量を吸収する介護用おむつなどを開発しているおむつメーカーなら，そのようなシート状の商品があるかもしれないと考え，数社に問い合わせたが，シート状の商品は開発されていないことがわかった．しかし，家族から相談を受けた際に「夜間はおむつとパットを組み合わせて使用しているが，それでも漏れることが多く，洗濯が大変だ」と話されていたので，そのことをメーカーに聞いてみると，介護用おむつの適切な使用法についての説明を受けることができた．

相談を受けた家族に，希望していた商品は開発されていなかったことと，介護用おむつの適切な使用法について伝えたところ，同じく家族を介護している知人からもおむつに関しての話を聞きたいとの要望があったとのことだったので，おむつメーカーの担当者による勉強会を地域包括支援センターで開催した．おむつの選び方，サイズ，使い方などの講義を受けた後，実際にそれぞれおむつを履いてみるなど，各種商品を手に取っての研修を行った．

● 新たな地域多職種情報交換の場「HANASUの会」

おむつの勉強会を機に，医師，薬剤師，管理栄養士，施設職員などの各職種の人々を講師に招き，勉強会を続けている．この会は，いろいろなことを「話す」「手放す」「離す」というところから「HANASUの会」と命名した．

介護経験のない患者家族は，患者が認知症の診断を受けても，次にどうすればよいのかわからないことが多く，孤独になりがちである．特に若年性認知症の患者は，社会的にも厳しい状況に置かれることも多い．利用できる制度や相談窓口，介護に関する知識など知っておきたい

ものをまとめたパンフレットを作成し，患者家族に情報を提供している．

　また，患者がどこまで自宅で過ごせるかの見極めは，家族にとっても大きな課題である．多職種がそれぞれの専門性を生かし，認知症に限らず地域の高齢者ケアに積極的に関わっていくことが今後ますます求められてくる．

　診察が終わって次に立ち寄るのが薬局である．介護サービスや，おむつなどの介護に関係するアイテム全般についてもアドバイスできるように，薬剤師も知識を深めるとともに他職種と連携し，地域医療に貢献していかなければならない．

（小塚 ひとみ）

2 薬を飲む・使う環境を整える ─薬を飲めない・飲まない原因と対策

A 在宅でよくある「薬を飲めない・飲まない」原因と対策

在宅では高齢の患者が多数を占めることもあり，薬に関する問題は多く存在する．薬が飲めない・飲まない原因は患者によってさまざまであるが，おおむね①生活スタイルの問題，②剤形，包装形態，デバイスの問題，③残薬管理の問題，④心理的，経済的な問題の4点が考えられる．これらを解決することで，アドヒアランスの向上につながる場合がある．薬剤師は患者宅へ薬を持っていくだけではなく，患者背景や患者の状態を把握し，薬を飲めない・飲まない原因を考え，薬の合理的で安全な使用に積極的に関わっていくことが求められている．

● 生活スタイルの問題 ⋯⋯⋯⋯⋯⋯⋯⋯⋯⋯⋯⋯⋯⋯⋯⋯⋯⋯⋯⋯⋯⋯

原因

「食事時間が不規則である」「食事回数が決まっていない」などが考えられる．高齢者，特に独居や老夫婦のみの家庭では，朝起きるのが遅く，食事が1日2回という生活スタイルが多い．食事回数や食事時間が不規則になりやすい高齢者に，1日3回服用や朝食後服用の薬が処方されていたり，食前服用の薬と食後服用の薬が両方処方されている場合，飲まないことが多くなる．

対策

用法の変更を検討する．患者の状況に合わせて用法を変更することが，服薬アドヒアランス向上に結び付く．多くの場合，服用回数は少ない方が飲み忘れは少ない．同効薬のなかに，徐放性製剤のような製剤的工夫がなされている薬や，半減期の長い長時間作用型の薬がある場合は，医師に情報を提供し，変更を提案する．

また，食前服用の薬と食後服用の薬が両方処方されている場合は，必然性の高い薬の服用時間に合わせて服用時間を変更するなど，それぞれの患者の状況に応じて工夫することが求められる．

事例 9 食事の回数と薬の服用回数が違う

70代独居女性．高血圧治療薬（ドキサゾシンメシル酸塩，ニフェジピン）が1日1回朝食後，また高カリウム血症治療薬（ポリスチレンスルホン酸カルシウム）が1日3回毎食後服用で処方されていた．しかし，患者は朝起きるのが遅く，1回目の食事は朝・昼兼用であり1日2回の食生活だった．そのため朝食後の薬を服用しないことが多く，残薬があった．

これで解決！➡ 患者の生活スタイルに合わせた服用時間への変更を提案する

朝食後服用の薬を昼食後服用，1日3回毎食後服用の薬を1日2回昼夕食後服用に変更することを医師に提案し，変更された．その結果，残薬はなくなり，服薬アドヒアランスが改善された．

One Point

アドヒアランス不良になる原因はさまざまであるが，特に高齢者に多いのが不規則な食生活のスタイルである．朝起きるのが遅く朝昼兼用の食事スタイルでは，朝食後服用の薬を飲み忘れることが多い．そのため，朝食後服用の薬を昼食後服用に変更したり，1日3回服用の薬はできるだけ服用回数を減らす工夫を医師に提案するなど，患者それぞれの生活スタイルに合わせた対応が必要である．

事例10　食前・食後の区別がつかない

80代独居女性．糖尿病と高血圧症を合併している．糖尿病治療薬（ミチグリニドカルシウム）が1日3回毎食直前，高血圧治療薬（アムロジピンベシル酸塩口腔内崩壊錠）が1日2回朝夕食後服用*で処方されていた．しかし，食事が1日2回になることがあった．また，食前・食後の区別が困難で，食前・食後の薬を一緒に服用していることがあった．

これで解決！➡ 食後服用の薬を食前服用に変更してもらう

食事が1日2回になることがあることから，低血糖予防のため糖尿病治療薬を1日2回服用に変更することを医師に提案した．ミチグリニドは1日2回朝夕食直前服用，アムロジピンは1日2回朝夕食前服用への処方変更が承諾された．その結果，飲み忘れることが少なくなり，血糖も血圧も安定してきた．

One Point

食前・食後の区別が困難な場合，多くの薬は区別せずに一緒に服用しても特に問題はない．しかしミチグリニドのような食後高血糖改善薬のなかでも，速攻・短時間型の薬（作用時間3時間，Tmax約15分，半減期1.2時間）は，食後服用では効果が減少する．ミチグリニドの服用タイミングは，食直前5分と指示されている．食前15分では低血糖を起こす可能性があるので，十分説明しなければならない．

● 剤形，包装形態，デバイスの問題

✎ 原因

嚥下機能の低下，薬の副作用としての口渇，薬の味，吸入する力の減弱，握力の弱さ（PTP包装から薬を出せない，点眼剤を上手にさせない）などが考えられる．

高齢者では，大きな錠剤やカプセル剤は，飲みにくかったり，喉に張り付いてうまく飲み込めないといった問題が生じることがある．また，懸濁して服用する薬では，量が多く飲みにくい，味が苦手などの理由で服用しなくなる場合がある．さらに，握力の低下により，そもそも薬が取り出せないという問題が生じることもある．

＊：アムロジピンベシル酸塩口腔内崩壊錠は1日1回投与と添付文書に記載があるため疑義照会したところ，起床時高血圧防止のため1日2回服用としているとの回答を得ている．

✎ 対 策

嚥下機能の低下や口渇，薬の味が原因の場合は，剤形やデバイスの変更，とろみ調整剤や服薬補助ゼリーの利用（→ p.39）を検討する．また，懸濁して服用する薬では簡易懸濁法を，薬が取り出せない場合は一包化や補助具の利用を検討する．

高齢，認知症，脳血管障害など，さまざまな原因で内服困難な状態の患者がいる．内服しやすい薬剤を選択したり，貼付剤，坐剤，吸入剤などの嚥下を必要としない薬剤を選択し，内服への負担を軽減することがアドヒアランス改善に結び付く．

事例11　嚥下困難で錠剤・カプセル剤が飲めない

90代男性．嚥下困難な状態であった．食事量が低下するにつれて，錠剤（ジゴキシン錠，フロセミド錠）とカプセル剤（ピモベンダンカプセル）の服用が困難になってきた．

これで解決！➡ 剤型変更，錠剤の粉砕，脱カプセルを提案する

患者は散剤であれば服用できたので，散剤がある薬は剤型変更を，散剤がないなど変更が難しい場合は，錠剤の粉砕や脱カプセルを医師に提案した．それでも服薬が難しくなった場合は，嚥下補助剤の使用を勧めることとした．さらに，誤嚥性肺炎を防ぐため，食事や薬を服用する際は上体を起こすよう指導した．

One Point

錠剤の粉砕，カプセル剤の脱カプセルの判断には十分な注意が必要である．薬の安定性や吸収性を考慮して製剤設計されている錠剤・カプセル剤は，粉砕や脱カプセルを行うと薬効が発揮されないことがあるためである．粉砕できるかどうか，脱カプセルしても大丈夫なのかを十分に考慮して判断・提案しなければならない．また，粉砕や脱カプセルができない時は，それに代わる同効薬や剤形変更を検討する．

また，ジゴキシンのように有効血中濃度の幅が狭い薬は，剤型間による服用時の薬剤損失の差がバイオアベイラビリティに影響することが多いので，注意しなければならない．特に散剤の場合は，包装紙に付着した薬剤や残留している薬剤の量により，効果が安定しないことがある[1,2]．

事例12　患者が「薬の味が苦手」と訴える

70代女性．ポリスチレンスルホン酸カルシウム（カリメート®散）が処方されていた．本製剤は，服用前に1回量を水30〜50 mLに懸濁して服用するものである．しかし，患者から「美味しくない，飲みにくい」との訴えがあり，アドヒアランスは不良であった．

これで解決！➡ 飲みやすい剤形への変更を提案する

飲みにくいということなので，ポリスチレンスルホン酸カルシウムの剤形を調べたところ，散剤，顆粒剤，ドライシロップ剤，経口液剤（懸濁剤），ゼリー剤の5種類の剤形が出されていた．それぞれに特徴があり，また患者によっても好みがあるので，医師に疑義照会後，剤型を変更し

試してもらった（コラム：内用薬の変更調剤，→p.30）．その結果，ドライシロップ剤が飲みやすいことがわかり，服薬を継続できることとなった．

One Point

薬によっては複数の剤形が準備されているものもある．剤形の工夫がある薬については，患者に適切な情報提供を行い，飲みやすい剤形の薬への変更を提案するのも薬剤師の役割である．また，腎機能が悪く，水分摂取が制限されている場合は，口腔内崩壊錠（OD錠）やフィルム剤，ゼリー剤，チュアブル錠，ドライシロップ剤に変更するなどの方法がある．

事例13 吸入剤をうまく吸入できない

80代女性．アドエアディスカス〔ドライパウダー式吸入器（DPI）〕を使用しているが，喘息発作を繰り返していた．主治医から定期的な吸入指導の依頼があった．

これで解決！➡ 剤形変更，補助具の使用を提案する

吸入テスターを使って吸入流速を測定したところ，吸入流速が遅く上手に吸入できていないことが判明した．そのため，アドエアディスカスからアドエアエアゾール〔加圧噴霧式定量吸入器（p-MDI）〕＋スペーサー（吸入補助器）への変更を主治医に提案した．

One Point

吸入器はDPIとp-MDIに大別される．DPIは自発呼気により吸入することから，自分のタイミングで吸入できるという利点がある．しかし，高齢者では呼吸機能が低下し，自発呼吸では十分に吸入できない場合がある．そのような時は，ガスの圧力で薬剤を噴射するp-MDIへの変更を考慮する．吸気流速が50L/分以下の患者は，DPIからp-MDIへの変更が望ましい[3]．

p-MDIは，薬剤の噴霧と吸気開始を同調させないと吸入できず，難儀する場合もある．その際はスペーサーを用いるとよい．その際，患者には「薬剤を噴霧した後，ゆっくり吸入する」ことを指導する．

事例14 握力が弱く，点眼剤をさせない

80代独居女性．握力が弱く，処方されている点眼剤をうまくさすことができない．

これで解決！➡ 補助具を使用する

軽い力で点眼できる補助具の使用を勧める．点眼補助具は市販されているものもあるが，簡単に手作りもできる．例えば，割り箸と輪ゴムで簡易の点眼補助具を作ることができる．割り箸を割り，上部1/4くらいのところに輪ゴム2本を巻きつける．交差させるように割り箸を開き，長い方に点眼容器をはさみ，割り箸を握ると，てこの原理で軽い力で点眼できる（図1-4）．

One Point

握力が弱い患者では，一包化の袋がうまく開けられなかったり，PTPシートから錠剤をうまく取り出せない場合がある．一包化の袋に切り込みを入れるなどの工夫をしたり，PTPシートから錠剤を抜く補助具があることを伝えることも，薬剤師の役割である．

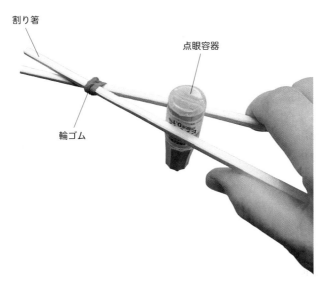

図1-4　手作りの点眼補助具

● 残薬管理の問題 ····················

✎ 原 因

　糖尿病や高血圧症などの疾患は，自覚症状がほとんどなく，病識・薬識が不足していることがある．その場合，「薬を飲む」という習慣が身に付きにくく，飲み忘れる可能性がある．また，定期薬も臨時薬も整理されずに保管していて，薬の不足を訴えたり，残薬の数が合わないこともある．

✎ 対 策

　病識・薬識不足がある場合は，繰り返し丁寧に説明することで理解を深めるようにする．また，薬剤数が多くて飲み忘れたり，間違えて服用したりする場合は，一包化や配合剤の使用などにより薬剤数を減らす工夫を提案する．さらに，一包化した薬は服薬カレンダーなどを使用して保管・整理することで，アドヒアランスの向上を図れる可能性がある．服薬カレンダーを使用する場合は，カレンダーに薬を設置するだけでなく，服用後の空袋や殻などを元の場所に入れておいてもらったり，別に空袋・殻を入れるところを準備する．

　また，他職種との連携も，残薬管理に重要である．詳細については事例20（→p.28）を参照いただきたい．

事例15　病識・薬識が不足しており血糖コントロールが悪い

　Ⅰ型糖尿病の70代女性．超速効型インスリン製剤と，持続型インスリン製剤が処方されている．過去に起こした低血糖への恐怖から間食するなど，血糖コントロールが不良であり，HbA1cは11.0％であった．また，インスリン注射の使い方は熟知していたが，なぜ注射を打つのかなどの理解が不十分であった．患者は毎日欠かさず血糖測定を行うものの，血糖値が高いことを気にしていないようであった．

これで解決！➡ 具体的な説明を繰り返す

　血糖値に関する意識改革を図った．患者は，とにかく低血糖を起こすことが怖く，常に何かを食べている様子であったため，低血糖予防には間食ではなく，食事量や，インスリン注射をしてから食事を始めるまでの時間に気を付けることが重要であることなどを繰り返し説明した．また，血糖値は食事の内容や運動量によっても変動することを伝え，インスリン単位と食事量の関係について理解を深めてもらえるように説明をした．さらに，多職種間で共通認識をもち，関わるスタッフ全員で指導を統一した．

　その結果，血糖値に関する意識が改善し，インスリン注射のアドヒアランスが向上した．また，2ヵ月後にはHbA1cが9.8％まで下降した．

One Point

　超速効型インスリン製剤は15分で作用が発現するので，食事をとる直前に打つことが基本である．しかし，食欲がなく食べる量がわからない時は，食事後に通常量の半分ぐらい摂取できたと思えばインスリンも半量食後に投与する方法も可能である[*]．超即効型インスリンは，食後高血糖を抑えるために用いられる．インスリンを打つタイミングと血糖値の関係について調査した論文では，食前20分に投与した場合に最も食後高血糖を抑えられる一方で，食直前に投与した場合と，食事開始後20分に投与した場合の血糖値の変化はそれほど変わらないと報告している[4]．食直前での投与と食事開始後20分での投与では，効果にそれほど差がないといえる．

　また，糖尿病患者には，シックデイ時の対応を伝える必要がある．発熱，下痢，嘔吐，食欲不振などのシックデイ時は，十分な水分摂取とエネルギーの補充（できるだけ摂取しやすい形で炭水化物を補給），経口血糖降下薬については原則減量または中止，持効型インスリンや中間型インスリンは中止しないなどの注意点を説明する．また，できるだけ速やかに主治医に連絡することも伝える．シックデイ時には，食欲不振，嘔吐，下痢によって，十分な食事のエネルギー摂取ができないことから低血糖になる可能性もあるので，併せて注意するよう伝える．

事例16　薬の種類が多く管理できていないため一包化を提案するが，患者が希望しない

　80代独居女性．狭心症，心不全，下肢静脈血栓，下肢蜂窩織炎で定期薬（定期的に服用する薬）と臨時薬（必要時に服用する薬）が処方されている．患者は，心配性なところがあり，やや頑固である．また，自分なりの考えをもっており，思い込みが激しいところもある．

　薬はすべてヒートのままで自己管理しているが，定期薬と臨時薬が区別されず，一緒に保管されていた．患者からは高頻度で薬の不足の訴えがあったため，定期薬に関して一包化を提案するが，本人はヒートのままでの保管を希望していた．

＊：インスリン注射のタイミングや投与量の加減は，主治医と相談しなければならない．

これで解決！➡ 薬箱を使って整理する

　定期薬を，用法ごとに箱に保管することを提案した．例えば「1日1回朝食後服用」「1日2回朝夕食後服用」など箱に大きく用法を記載し，それぞれの箱に薬袋ごと保管した．臨時薬は別に分け，「疼痛時服用」など箱に服用時間を記載して保管した．このように薬を整理・保管することで，飲み忘れを防ぐことができた．また，服用薬について十分に説明を行い，理解を深めるようにした．

One Point

　一包化だけが，アドヒアランス向上に結び付くのではない．本人がヒートのままを希望するのであれば，その希望を叶えた上での方法を考えることがアドヒアランス向上に結び付く．患者のできること・できないことを見極め，それぞれの患者にあった方法を考えることが重要である．

事例17　外用薬だけアドヒアランスが悪い

　70代独居男性．痔核に対し外用薬のポステリザン®軟膏が処方されているが，アドヒアランス不良のためか症状が安定しなかった．なお，内服薬の服用状況は良好であった．

これで解決！➡ 適切な設置場所を提案する

　内服薬の服用状況は良好であることから，病識・薬識に問題はないと判断した．外用薬のポステリザン®軟膏が内服薬と一緒に置いてあることが原因と考え，使用する時にすぐに使えるようトイレにセットした．その結果，アドヒアランスが向上し，痔核症状は安定した．

One Point

　病識・薬識に問題はなくても，設置場所が不適切だとアドヒアランス不良になる．服用時・使用時にすぐ使えるように，適切な設置場所を提案することが重要である．

　なお，点眼剤の場合，冷蔵庫に保存していて点眼を忘れることがあるが，多くの目薬は室温で保存可能である．例えばキサラタン®点眼液は，開封前は冷蔵庫（2〜8℃）保存が必要だが，開封後は，専用の袋に入れて光を避けて室温（1〜30℃）保存でよいとされている．また，後発品で冷蔵保存しなくてもよい目薬も開発されている．その患者にあった適切な情報を提供することが，アドヒアランス向上には重要である．

● 心理的，経済的な問題 ・・・

✎ 原 因

　患者によっては，薬に対する不安感・不信感など心理的な問題や，直接的・間接的な経済問題で服薬しないことがある．

　薬に対する不安感・不信感は，特に麻薬に対して聞くことが多い．がん患者はもちろん，一般の人も麻薬に対して「悪くなったら使う薬」，「最後の手段」や「麻薬中毒になる」といった不安を抱いていることがある[5-7]．麻薬に対するこのような認識が，疼痛緩和における麻薬の使用の妨げになっている．

また，患者の認識と服薬行動との関連について調査した論文では，「通院に関する経済的負担感」がアドヒアランスに影響することが報告されている．これは実際に通院にかかる費用や，治療に対して支払った金額が妥当であるかなどの患者の認識に影響すると考えられる．全体的な治療への満足感が服薬行動に影響すること，また費用の負担感は治療への満足感を低下させ，通院や服薬の中断などにつながる可能性が考えられると述べられている[8]．

🔖 対 策

患者がどのようなことに不安を抱いているのかを把握し，適切に対応することで不安を解消し，アドヒアランス向上につなげる．特に麻薬を処方されている患者は，その薬に対してどのような不安を抱いているのか，患者の思いや感情を把握し，正しい情報を提供し，丁寧に説明をしていくことで，不安を徐々に取り除くようにする．

直接的な経済問題が理由で薬を飲まない場合，ジェネリック医薬品への変更で薬代の軽減を図る．また，本当に必要な薬かどうかを検討し，薬の整理を医師に提案するのも一つの解決策である．薬剤師だけでは解決しない時は，ケアマネジャーや社会福祉士など他職種と連携し，対策を相談することが大切である．患者をできるだけ孤立させないことが，アドヒアランス向上につながると考えられる．

事例18　疼痛が悪化しているがん患者が，麻薬の使用を拒否する

結腸がん術後再発の60代女性．徐々に疼痛が悪化し，ジクロフェナクナトリウム坐剤からモルヒネ塩酸塩坐剤に変更になった．しかし，疼痛があるにもかかわらずモルヒネ塩酸塩坐剤の使用を拒否していた．

これで解決！➡ 否認に配慮した精神的サポートを行う

麻薬の投与に対して死を連想するなど，漫然とした不安感が強いことが使用拒否の理由であることがわかった．そこで，麻薬の定期使用により疼痛コントロールが行えることを説明し，麻薬に対する不安を徐々に解消していった．その結果，薬を使用するようになり疼痛コントロールが良好になった．

One Point

患者の麻薬に対する思いや不安をくみ取り，丁寧に，何度も繰り返し説明することで，不安を取り除き，アドヒアランス向上につなげる．なお，鎮痛効果だけでなく，吐き気や便秘といった副作用にも配慮した対応を心掛ける必要がある．

事例19　経済的な理由で服薬を拒否する

70代独居女性．少し前に夫を病気で亡くしている．もともと夫に対する依存度が大きく，夫が入院した時は，家の経済状況など何もわからず精神的に不安定になった．夫の死後，生活習慣が不規則になり，起床時刻が遅く朝・昼兼用の食事を取っていた．そのため朝食後の薬を服用し

ていなかった．また経済的に不安定になり，処方されていた内服薬の服用回数を勝手に減らしたり，軟膏の塗布する回数や量を減らしたりするなど薬を残すようになり，処方薬の日数調整を希望するようになった．

これで解決！➡ 薬の見直しを提案し，それでも難しいことは他職種につなげる

経済的不安から，薬のアドヒアランスが悪かったので，ジェネリックへの変更やもう一度処方を見直し，減薬できないか処方医と話し合った．しかし薬剤師としてできることに限界があり，ケアマネジャーや社会福祉士に連絡し，今後の対策を検討してもらった．最終的には生活保護受給と施設に入居となった．

One Point

このようなケースでは，アドヒアランス不良の原因が直接的な経済不安であることから，薬剤師としてできるジェネリック医薬品への変更や処方薬の整理などを提案する．しかしそれだけでは解決しない場合は，ケアマネジャーや社会福祉士と連携し，最善の対策を考えることが重要である．患者のアドヒアランス不良には，医療職だけでなく，さまざまな職種と連携することが求められる．

B 服薬管理でヘルパーに依頼できること・できないこと[9]

● ヘルパーに依頼できること

高齢者，特に独居の高齢者の服薬管理に，ヘルパーとの協働は重要である．ヘルパーが行うことができる医療行為とその範囲について，厚生労働省から通知が出された．本通知による，介護職が行うことができる「医療行為でない行為」を**表1-6**に示す．このなかで5 〜 10については「事前に本人または家族からの具体的な依頼に基づき，医師の処方・薬剤師の指導を受け，看護師の指導を遵守した医薬品を使用し，介護すること」となっている．なお，一包化した内服薬は，ヘルパーに服薬介助（薬と水を用意し，薬を手のひらにのせ，その場で飲むように促す，飲んだことを目で確認，後片付け）を依頼することができる．

表1-6 介護職が行うことができる「医療行為でない行為」

1. 水銀体温計・電子体温計による腋下の体温測定，耳式電子体温計による外耳道での体温測定
2. 自動血圧測定機による血圧測定
3. 新生児以外で入院治療の不要な者へのパルスオキシメータ装着
4. 軽微な切り傷，擦り傷，やけど等について専門的な判断や技術を必要としない処置（汚物で汚れたガーゼの交換を含む）
5. 軟膏の塗布（褥瘡の処置を除く）
6. 湿布の貼付
7. 点眼薬の点眼
8. 一包化された内服薬内服（舌下錠の使用も含む）
9. 坐薬の挿入
10. 鼻腔粘膜への薬剤噴射の介助

（文献9より著者作成）

● ヘルパーに依頼できないこと

　ヘルパーには「服薬介助」は依頼できるが，「服薬管理」は依頼できない．すなわち1回分の薬の取り分けや処方された薬の仕分けは，ヘルパーに依頼できない．またヘルパーは口を開けさせて薬を飲ませることはできない．

● 協働のコツ

　地域連携では多職種が協働することが非常に重要であると，どの職種も考えている．しかし，お互いの職種のことを十分に理解できていないので，連携がスムーズにいかないことがある．在宅医療における薬局機能についても，十分に他職種に伝わっていないことがある．

　協働をスムーズに進めるコツを表1-7に示す．薬剤師はサービス担当者会議や退院時カンファレンスに対し，「他職種から声がかからないと参加しにくい」と考えているところがある．しかし他職種からは，「退院時カンファレンスの際に薬局に声をかけても，忙しいことを理由に参加しない」という声も上がっている．在宅医療で薬剤師が果たす役割は多いため，薬剤師ができることをアピールするためにも，より積極的にいろいろな会合に参加し，顔の見える関係を築くことが重要である．

　また，ヘルパーに服薬介助（薬の準備・促し・確認）のための薬の知識を伝えておくことも大切である．薬の飲み残しが多いことに気づいたら，ケアマネジャーあるいは薬局に連絡してもらう．また，服用忘れに気づいた際も，薬局に問い合わせてほしいことを伝え，2回分をまとめて服用することは絶対に避けてもらう．

　さらに，散剤を服用するとむせたり，大きな錠剤をなかなか飲み込めない際に，勝手に粉薬を何かに混ぜて飲ませたり，錠剤をつぶしたりしないよう伝える．薬の効果が減弱あるいは増強することがあるため注意が必要であり，必ず薬剤師に連絡するよう依頼する．

　ヘルパーは普段から，利用者の食事・睡眠・排泄・運動などをよく観察しているので，利用者のわずかな変化にも気づくことが多い．薬の副作用の可能性の場合もあるため，普段と違う様子に気づいたら些細なことでもケアマネジャーや薬剤師に連絡してもらう．その際，薬の副作用の可能性がある変化として，「食欲がない」「食事が美味しくない」「口が乾く」などの具体例を伝えておく．

表1-7　協働をスムーズに進めるコツ

● お互いの職種を理解するために，顔の見える関係を築く
● 24時間対応している薬局や休日に開局している薬局があることを伝える
● サービス担当者会議，退院時カンファレンスに積極的に参加する

事例20　治療への意欲がみられない

　60代独居男性．糖尿病薬(1日3回毎食前服用，1日1回朝食後服用)，高血圧症(1日2回食後服用)，狭心症(1日1回食後服用，1日2回食後服用)の薬が処方されている．高血圧症と狭心症の服用薬は一包化し，カレンダー形式にして，食卓の前の壁に貼り付けていた．しかし，食事をしたくない時に薬を服用しなかったり，食事をしても薬の服用を忘れていることが多く，14日分処方のうち半分ぐらいは服用できていなかった状況であった．

これで解決！➡ 減薬と多職種連携により服薬意欲の向上を図る

　サービス担当者会議を開催し，ヘルパー介入とデイサービスを組み合わせて毎日午前中誰かが介入することで，服薬への声掛けと生活リズムの改善(食事と服薬の習慣を身に付ける)を図った．そこで1日1回と1日2回の服用になるよう処方内容を集約し，できれば朝食後に重点をおいた内容に変更を依頼した．

　また，他職種も居宅サービスに入っている場合は，他職種との連携も重要である．複数の職種で訪問する日が重ならないよう，ケアマネジャーに調整を依頼した．そして他職種に対して，訪問した日の空袋確認や，食事をしない時は糖尿病の薬は服用せず，循環器領域の薬のみ服用するよう見守ることを依頼した．

One Point

　患者が糖尿病の薬を服用している場合，ヘルパーへは下記の点を注意するよう依頼したい．

　まず，食事をしない時は糖尿病の薬も服用しないよう注意してもらう．また，食前服用の経口糖尿病薬のなかで，特に速効性インスリン分泌薬は速効性で効果が短いので，食直前に服用することが重要である．食前30分に服用すると食事前に作用が発現してしまい，低血糖を起こす可能性があるため，服用時間に十分に注意し利用者を見守るよう依頼する．

　低血糖になってしまった際に備えて，具体的な症状や対処法も伝えておくと良い．低血糖症状には自律神経症状(血糖値50〜70 mg/dL)と中枢神経症状(血糖値50 mg/dL以下)があり，自律神経症状には空腹感，動悸，発汗，不安，生あくび，振戦，顔面蒼白など，中枢神経症状には眼のかすみ，めまい，眠気，意識レベルの低下などがある．低血糖を起こした時は，ブドウ糖かブドウ糖が入った飲料を飲むように勧めること，ブドウ糖10 gで血糖値は約50 mg/dL上昇すること，ブドウ糖の入った飲料については，ラベルの原材料名の表示を確認しておくことなどを伝える．

(長嶺 幸子)

●● 引用文献

1) 宮本昌二ほか：調剤工程および服薬時の薬剤損失—ジゴキシン製剤をモデルとして—. 病院薬学, 25：292-298, 1999.
2) 川井仁之ほか：ジゴキシン服用入院患者を対象とした錠剤と散剤の血中濃度の比較検討およびその変動要因の評価. 医療薬学, 30：261-265, 2004.
3) 坂野昌志ほか：吸入流速値に基づく吸入デバイス選択の検討. 医療薬学, 33：451-456, 2007.
4) Slattery D, et al：Optimal prandial timing of bolus insulin in diabetes management：a review. Diabet Med, 35：306-316, 2018.
5) 村上大介ほか：医療用麻薬の使用に対するがん患者の思い. 川崎医療福祉学会誌, 27：555-562, 2018.
6) 松下　哲ほか：終末期のケアに関する外来高齢患者の意識調査. 日老医誌, 36：45-51, 1999.
7) 山口文子ほか：がんの痛みと鎮痛薬に対する負のイメージ改善を目的とした多職種による患者教育の効果. 日本緩和医療薬学会雑誌, 12：47-52, 2019.
8) 神島滋子ほか：通院脳卒中患者の服薬行動に関連する要因の検討—アドヒアランスの視点から—. 日本看護科学会誌, 28：21-30, 2008.
9) 厚生労働省：医師法第17条, 歯科医師法第17条及び保健師助産師看護師法第31条の解釈について（通知）. 医政発第0726005号, 平成17年7月26日.

●● 参考文献

・医療情報科学研究所：薬がみえるVol.2. メディックメディア, 2015.
・厚生労働省：重篤副作用疾患別対応マニュアル 低血糖. 2018年6月改定.
・厚生労働省：医療用麻薬適正使用ガイダンス, 2017.
・日本緩和医療学会編：がん疼痛の薬物療法に関するガイドライン2020年版.

Column　内用薬の変更調剤

　銘柄名処方の場合，変更不可の指示がなければ処方薬に代えて，後発医薬品（含量規格が異なるものまたは類似する別剤形のものを含む）を調剤することができる．ただし「含量規格変更不可」や「剤形変更不可」の記載がある場合は，患者に対して説明し，同意を得ることを条件に，「含量規格変更不可」の場合は後発医薬品（同一含量のものに限り，類似する別剤形のものを含む）を，「剤形変更不可」の場合は後発医薬品（含量規格が異なるものを含み，同一の剤形のものに限る）を調剤することができる．処方薬の「変更不可」欄にチェックの記載があり，かつ「保険医署名」欄に処方医の署名または記名・押印がある場合は，処方薬を後発医薬品（含量規格が異なるものおよび別剤形のものを含む）には変更できない[1]．

　一般名処方の場合，先発医薬品への調剤では，同一剤形，同一規格であれば疑義照会なしに調剤することができる．しかし，類似する別剤形や含量規格の変更は疑義照会が必要となる．また，後発医薬品への調剤については，同一剤形，同一規格および類似する別剤形，含量規格の変更は疑義照会なしに調剤することができるが，含量規格が異なる後発医薬品または類似する別剤形への変更調剤は，変更前の薬価を超えないものに限り可能である．また，含量規格が異なる後発医薬品または類似する別剤形の後発医薬品への変更調剤は，規格または剤形の違いにより効能・効果や用法・用量が異なる場合は調剤できない[1]．

　類似する別剤形の範囲を表1-8に示す．なお，医薬品には12桁の薬価基準収載医薬品コードが付されているが，そのなかのアルファベットが剤形を示している[2]．内用薬の剤形を示す記号は，A-Eが散剤・細粒剤・顆粒剤・原末，F-Lが錠剤・OD錠・徐放錠・腸溶錠・バッカル錠・舌下錠，M-Pがカプセル，Q-Sが液剤・シロップ・ドライシロップ・経口ゼリー，T，Xがその他となっている．類似剤形の同じグループ内であれば，疑義照会なしに変更調剤が可能である．

　事例12（→p.20）のカリメート®散をカリメート®ドライシロップに変更する場合，疑義照会が必要になる．カリメート®散は経口投与だけでなく，注腸投与も承認されているため，薬価基準収載医薬品コードの剤形を示す記号はXである．カリメート®ドライシロップはRであり，類似する剤形への変更ではないため，疑義照会が必要になる．一方，カリメート®経口液をポリスチレンスルホン酸Ca経口ゼリー20％分包25ｇ「三和」（旧：アーガメイト20％ゼ

表1-8　類似する別剤形の範囲

①錠剤（普通錠），錠剤（口腔内崩壊錠），カプセル，丸剤
②散剤，顆粒剤，細粒剤，末剤，ドライシロップ（内服用固形剤として調剤する場合に限る）
③液剤，シロップ剤，ドライシロップ剤（内服用液剤として調剤する場合に限る）
④その他

（文献1より著者作成）

リー25 g）に変更する場合は，カリメート®経口液の剤形を示す記号はR，ポリスチレンスルホン酸Ca経口ゼリー20％分包25 g「三和」はQなので，疑義照会なしに変更できる．

（長嶺 幸子）

●● 引用文献

1）厚生労働省：処方せんに記載された医薬品の後発医薬品への変更について．保医発0305第12号，平成24年3月5日．
2）厚生労働省：薬価基準収載品目リスト及び後発医薬品に関する情報について（令和4年4月20日適用）．〈https://www.mhlw.go.jp/topics/2022/04/tp20220401-01.html〉

Column ポリファーマシー —薬剤師目線でのチェックポイント

　高齢者や複数の医療機関にかかっている人は，多数の薬を服用していることが多い．何剤からポリファーマシーとされるかに厳密な定義はないが，「高齢者の安全な薬物療法ガイドライン2015」では，6種類を超えると薬の数に比例して薬物有害事象が増えるとされている[1]．しかしポリファーマシーの問題は薬の数ではなく，不必要な薬により有害事象が起きているかどうかである．薬剤師の介入により，患者にとってより適切な薬物療法となることが重要である．ポリファーマシーへの対応で，薬剤師がチェックするポイントは3つある．

　まずは，現状把握である．各診療科からどのような薬が処方されているのか，OTC薬や健康食品を利用していないか，飲み薬だけでなく外用薬などについても把握しなければならない．また，処方された薬をきちんと服用しているのか，例えば，実は昼の薬が忘れがちであるとか，実は自分の判断で薬を服用していなかったなどの服薬コンプライアンス状況も把握しなければならない．この「実は」のところを探っていくと，患者の現状をしっかり把握することができる．

　次に，患者の体調である．薬の服用によってもたらされた患者の現在の体調がどうであるのか，薬が効いているのか，副作用は出ていないのかなどを把握する必要がある．また，倦怠感や頻脈といった不調は，患者自身が薬の副作用と感じにくい場合が多く，バイタルサインや患者の話から副作用と判明することもある．すべての服用薬や実際の服用状況などは，患者との信頼関係がないと話してもらえない場合もあるので，日頃からしっかりと患者の話に耳を傾けることが大切である．

　最後に，最も大事な薬剤師ならではの考察，薬学的思考である．今患者の体に起きている状態が，薬の影響であるのか，薬以外の影響であるのかを考えなければならない．服用薬物の用量は適切か，腎機能が考慮されているか，用法は患者の生活に合っているか，相互作用はないのか，処方カスケード（ある薬剤によって引き起こされた副作用により，また別の薬が処方されること）は起きていないか，などの可能性を一つひとつ検討しなければならない．一口に相互作用と言っても，吸収・分布・代謝・排泄の各過程で起こる薬物動態学的相互作用や，薬理作用による薬力学的相互作用がある．まさに薬剤師としての力量を発揮するところである．

　そして，チェックした情報を分析・評価し，薬剤師としての意見を，根拠を明確にして医師に提案したい．処方提案はできれば書面で，要領よく情報をまとめて伝える．また，薬の中止を提案する場合は注意しなければならない．ベンゾジアゼピン系薬剤など急な中止により離脱症状が起きる薬剤は，漸減処方の提案も忘れずに行う．

（辻井 理津子）

●● 引用文献

1）日本老年医学会編：高齢者の安全な薬物療法ガイドライン2015. メジカルビュー，2015.

3 「飲み込む」を評価・支援する —嚥下障害への対応

嚥下障害とは，食べ物を口から胃や腸などの消化管へ送り込むための一連の流れ（嚥下）が何らかの原因で障害されている状態である．嚥下機能が低下すると，摂食が障害されることによる栄養低下や，食物が誤って気管へ入ってしまうこと（誤嚥）による誤嚥性肺炎が問題になる．高齢者の多くで嚥下機能の低下がみられ，低栄養状態，誤嚥性肺炎，薬のアドヒアランス不良につながっている．

一般的に，高齢者は身体機能の低下により軽度の嚥下障害を有する．身体機能の低下による嚥下障害の原因には，咀嚼・嚥下に関する筋力の低下，食物を食べやすいように丸め込む機能の低下，歯の不具合，唾液量の減少，嚥下反射の遅れ，咽頭位置の下降，注意力・集中力の低下などがある．また，脳血管障害による麻痺などでも嚥下障害を有していることが多い．脳卒中急性期には患者の約30〜50％に嚥下障害による誤嚥が認められ，慢性期に至っても5％程度に嚥下障害による誤嚥が残存する[1, 2]．さらに，抗精神病薬，抗うつ薬など嚥下に悪影響を与える薬剤もあるため注意が必要である．

A 嚥下機能の評価

嚥下のメカニズム

「食物を食べる」という行為には，複雑な仕組みがある（図1-5）．まず，食べ物を口に運ぶ前に，目でその量や質感などを認識する（先行期）．そして，食べ物を歯で噛み砕き唾液とよく混ぜることで，飲み込みやすい食塊にする（準備期）．飲み込みやすい食塊になったら，舌で咽頭へ塊を送る（口腔期）．咽頭へ送られた食塊は，さらに食道へと送られる（咽頭期）．これがいわゆる「飲み下す」である．最後に食塊が食道から胃へ送られる（食道期）．この一連の動作で，食べ物を飲み込むことができる．

咽頭期において，気管閉鎖が不十分あるいは気管閉鎖が遅延すると食塊が気管へ入り，むせたり，咳込んだりする．したがって，「ときどきむせる」などの症状がある時は，嚥下機能が低下している可能性がある．嚥下機能が低下してくるとみられる症状を表1-9に示す．

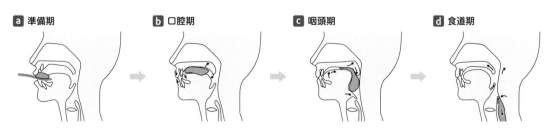

図1-5 摂食・嚥下のメカニズム

表1-9　嚥下機能が障害される時期に応じてみられる症状

時 期	症 状
準備期	● やわらかいもの，水気の多いものばかりを好む ● 口腔内の食べ物残渣が多くなった ● 食べこぼす ● 食べにくいものが増えてきた ● 食べるのが遅くなってきた
口腔期	● 咀嚼を要しない食べ物を飲み込むまでの時間が長い ● よだれがたまったり流れたりする ● むせやすい（特に水分摂取時） ● 食事や水分を摂った後に，痰の絡んだ声が出る
咽頭期	● 食事に関係なく突然むせる，または咳き込む ● 咳の音が乾いておらず，ガラガラする ● 痰が多い ● 原因不明の熱が出る

（文献3を参考に著者作成）

嚥下機能の評価法

嚥下機能の評価法には，質問紙，反復唾液嚥下テスト，改訂水飲みテストなどの方法がある．

質問紙を用いた評価

図1-6に示す質問紙[4]を用い，15項目の質問に対してA〜Cの3択で回答する．15項目の質問は，肺炎の既往（項目1），栄養状態（項目2），咽頭機能（項目3〜7），口腔機能（項目8〜11），食道機能（項目12〜14），声門防御機能（項目15）の状態が反映されている．一つでも「A」と回答があった場合は，「嚥下障害あり」と判定する．なお，評価の信頼性は，1回目の記入から1週間以上間隔をあけて2回目を記入するという繰り返し記入により，1回目と2回目の解答を比較して検討しており，高い信頼性を示している．

この質問紙は，認知症などで自己記入が難しい場合でも，家族や第三者が記入することができ，摂食・嚥下障害のスクリーニングテストとして適切である．

反復唾液嚥下テストによる評価[5]

唾液を指定時間内に何回飲み込めるかで，嚥下力を測定する．患者の第3指を甲状軟骨（いわゆる「のどぼとけ」）に当て，その上に第2指を置き30秒間で何回唾液を飲み込めるか，回数を確認する．3回未満であれば嚥下障害を疑い，精密検査を行う必要がある．

改訂水飲みテスト，食物テストによる評価[5, 6]

改訂水飲みテストは，冷水3 mLを飲んで，その様子を評価する方法である．最も簡易かつ安全にできる検査であり，臨床的によく行われる．ただし，不顕性の誤嚥（むせたり咳込んだりといった防護反応が起こらない誤嚥）をみつけることは困難である．テストの方法と評価基準を図1-7に示す．評価基準で5に該当すれば正常，1〜3の場合は嚥下障害ありと判定する．

改訂水飲みテストの評価基準で4以上の時は，さらに食物テストで嚥下機能を評価する．食物テストでは，ティースプーン1杯（約4 g）のプリンを嚥下させ，嚥下後に口腔内を観察し，残留の有無や位置，量を確認する．評価は図1-7の評価基準に基づいて行う．4以上であれば，最大でテストを2回繰り返し，最低点を評価点とする．1〜3の場合は嚥下障害ありと評価する．

聖隷式嚥下質問紙

氏名　　　　　　　　　　年齢　　　歳　　男・女

　　　　　　　　　　　　　　回答者：本人・配偶者・（　　　　　）

　　　　　　　　　　　　　　　　　年　　月　　日

　あなたの嚥下（飲み込み，食べ物を口から食べて胃まで運ぶこと）の状態についていくつかの質問をいたします．ここ2，3年のことについてお答え下さい．

　いずれも大切な症状ですので，よく読んで A，B，C のいずれかに丸をつけて下さい．

1. 肺炎と診断されたことがありますか？　　　　　　　A. 繰り返す　　B. 一度だけ　　C. なし
2. やせてきましたか？　　　　　　　　　　　　　　　A. 明らかに　　B. わずかに　　C. なし
3. 物が飲み込みにくいと感じることがありますか？　　A. しばしば　　B. ときどき　　C. なし
4. 食事中にむせることがありますか？　　　　　　　　A. しばしば　　B. ときどき　　C. なし
5. お茶を飲むときにむせることがありますか？　　　　A. しばしば　　B. ときどき　　C. なし
6. 食事中や食後，それ以外の時にものどがゴロゴロ（痰がからんだ感じ）することがありますか？　A. しばしば　　B. ときどき　　C. なし
7. のどに食べ物が残る感じがすることがありますか？　A. しばしば　　B. ときどき　　C. なし
8. 食べるのが遅くなりましたか？　　　　　　　　　　A. たいへん　　B. わずかに　　C. なし
9. 硬いものが食べにくくなりましたか？　　　　　　　A. たいへん　　B. わずかに　　C. なし
10. 口から食べ物がこぼれることがありますか？　　　　A. しばしば　　B. ときどき　　C. なし
11. 口の中に食べ物が残ることがありますか？　　　　　A. しばしば　　B. ときどき　　C. なし
12. 食物や酸っぱい液が胃からのどに戻ってくることがありますか？　A. しばしば　　B. ときどき　　C. なし
13. 胸に食べ物が残ったり，つまった感じがすることがありますか？　A. しばしば　　B. ときどき　　C. なし
14. 夜，咳で眠れなかったり目覚めることがありますか？　A. しばしば　　B. ときどき　　C. なし
15. 声がかすれてきましたか？（がらがら声，かすれ声など）　A. たいへん　　B. わずかに　　C. なし

図1-6　質問紙　　　　　　　　　　　　　　　　　　　　（文献4より改変）

● **テスト方法**

【改訂水飲みテスト】
①冷水3mLを口腔底に注ぎ，嚥下を指示する．
②嚥下後，反復嚥下*を2回行わせる．
③評価基準で4以上ならば，最大2回施行する．
④最低点を評価点とする．

【食物テスト】
①プリンをティースプーン1杯分食べさせ，嚥下を指示する．
②嚥下後，口腔内を観察して残留の有無や位置，量を確認する．
③評価基準で4以上ならば，最大2回施行する．
④最低点を評価点とする．

*：唾を何度も飲み込むこと．甲状軟骨（のどぼとけ）に手を当てて，嚥下の有無を確認する．

● **評価基準**
1：嚥下なし　むせまたは呼吸切迫
2：嚥下あり　呼吸切迫（不顕性誤嚥の疑い）
3：嚥下あり　呼吸良好　むせるまたは湿性嗄声　口腔内の残留が中等度（食物テストのみ）
4：嚥下あり　呼吸良好　むせない
5：4に加え，反復嚥下が30秒以内に2回以上

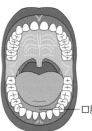
口腔底

水飲みテストでは，咽頭に水が直接流れ込むのを防ぐため，必ず口腔底に水を入れる．

図1-7　改訂水飲みテスト，食物テスト

B　嚥下困難者を支援する

● 嚥下機能に影響を与える薬剤

　嚥下障害は，脳血管障害による麻痺や神経・筋疾患，加齢による筋力の低下などが原因で起きるといわれているが，服用している薬の影響によることもある．

　薬によっては，唾液の分泌が抑えられ，口渇を起こし嚥下がしにくくなったり，過度な筋の弛緩で嚥下が困難になったりする．一方，ACE阻害薬のように咳反射・嚥下反射を亢進する薬は，不顕性誤嚥を防ぐと考えられている．表1-10に嚥下機能を低下させる薬剤の例を示す．

● 飲み込みやすい薬の選択

　嚥下機能が低下している高齢者が薬を服用する場合，錠剤は散剤や水剤などに変更したり，代替剤形がない場合は錠剤をつぶして粉状にしたりして対応することが多い．しかし，散剤・水剤はむせることが多く，カプセル剤は錠剤に比べ喉に貼り付きやすい．高齢者への投与薬剤に関する実態調査では，飲み込みやすい汎用剤形として錠剤を，飲み込みにくい汎用剤形として散剤を挙げる人が多かった[7]．嚥下障害を有する高齢者への剤形選択は，その機能低下のレベルに大きく依存することがわかっている．

　嚥下機能の低下がある患者に散剤・水剤・カプセル剤が処方されている場合は，口腔内崩壊錠（OD錠）や小さいサイズの錠剤，経口ゼリー剤等への変更を検討するとよい．また，簡易懸濁法が可能な薬は，懸濁して経口摂取しやすくする．経口摂取が難しい場合は，同種同効薬があれば外用剤への変更も一案である．

　すべての嚥下機能低下者に対して画一的な選択を行うのではなく，個々の身体状況を十分加味して適切な剤形を決めることが重要である．

表1-10　嚥下機能を低下させる薬剤

薬 剤	嚥下機能に対する作用
抗精神病薬・抗うつ薬・抗不安薬	咳—嚥下反射の低下，錐体外路症状*，精神活動の低下
制吐薬・消化性潰瘍治療薬	錐体外路症状*
抗パーキンソン薬	口唇ジスキネジア，口腔内乾燥
抗コリン薬	唾液分泌障害，下部食道内圧の低下
ステロイド	ミオパチー
筋弛緩薬	筋の過度の弛緩，精神活動の低下
抗がん薬	口腔内乾燥，味覚障害，食欲低下，嘔心・嘔吐，易感染症
抗てんかん薬・抗ヒスタミン薬・解熱鎮痛薬	精神活動の低下
利尿薬・交感神経抑制薬・抗不整脈薬・抗ヒスタミン薬	口腔内乾燥

＊：手足が震える，筋肉がこわばるなどパーキンソン病様の症状

口腔内崩壊錠（OD錠）

唾液や少量の水で崩壊し，口腔内に広がり飲みやすくなる．しかし，高齢者で口腔乾燥があるような時は口腔や咽頭に残留しやすく，アフタ形成の原因になる可能性がある．OD錠であっても，確実に嚥下されて口腔や咽頭に残留しないように気を付けなければならない．

小さいサイズの錠剤

嚥下機能が低下している高齢患者には，取り扱いやすさと飲み込みやすさの両者を加味した上で最適な錠剤サイズを選ぶ必要がある．5種類の大きさの錠剤（6 mm，7 mm，8 mm，9 mm，10 mm）を用いた調査では，嚥下機能が低下している高齢者にとって最適な円形錠剤サイズは7〜8 mmであった[8]．

経口ゼリー剤

経口ゼリー剤は「経口投与する，流動性のない成形したゲル状の製剤である」と日本薬局方製剤総則で定義されている．錠剤やカプセル剤のように口腔内や食道に付着することがなく，飲みやすく，服用時に水を必要とせず，携帯に優れた剤形である．また，新規ゼリー剤形である空気押出型ゼリー剤の高齢者での服薬状況の調査によると，ゼリー剤の飲みやすさが高く評価されている．使用意向については，「使用してみたいと思う」，「まあ使用してみたいと思う」を合わせると80％以上の被験者が使用意向を示している．特に嚥下困難の自覚経験をしている被験者や口腔内の渇きを感じている被験者は，使用意向の気持ちが強く表れている[9]．

簡易懸濁法の活用[10]

簡易懸濁法はもともと経管投与の患者のために考えられた方法であるが，粉薬を飲む時にむせたり，錠剤やカプセル剤のままでは薬が飲み込めない人にも活用できる方法である．

薬を水に溶かすには粉状にしなければならないため，従来は錠剤やカプセル剤を粉砕したり，脱カプセルして粉状にしていた．しかし，粉砕することにより，薬物動態（吸収やバイオアベイラビリティ）が変動し，薬効に影響する場合がある．また，光，温度，湿度による影響を受け変質する可能性もあり，効果や安定性に問題が起きることもある．その上，粉砕は手間がかかり，粉砕時や溶解時に，器具への付着によるロスが生じ，投与量にばらつきが出て，服用量が一定しない可能性がある．一方，簡易懸濁法は，錠剤やカプセル剤をそのまま崩壊・懸濁させる方法であるので，服用直前まで錠剤やカプセル剤のままで保管できる．また，粉砕して保管した場合と比べて光や温度，湿度の影響を受けにくく，薬効に影響しにくい．

•投与法

カップに55℃の温湯20〜30 mLを入れ，その中に1回分の薬を入れて，そのまま10分間放置する．その後，よく振り混ぜて服用する．服用しにくい時は甘味などの味をつけてもよい．また，溶けにくい薬は，表面を軽くたたき傷を入れると，溶けやすくなる．なお，熱湯と水を2：1の割合で混ぜると約55℃の温湯になる．

•注意が必要な薬剤

徐放性製剤や腸溶性製剤などの特殊な製剤設計をしている薬剤は，簡易懸濁法を適応する場合には注意しなければならない．

　徐放性製剤には，簡易懸濁法が適応できない医薬品とできる医薬品がある．消化管内で投与剤形を保ったまま徐々に薬物を放出するシングルユニットタイプの徐放性製剤は，10分間温湯につけても懸濁・崩壊しないため簡易懸濁法を適応できない．一方，内服後に剤形が崩壊して生じる顆粒が徐放性をもっているマルチプルユニットタイプの徐放性製剤は，懸濁法が適応できるものもある．ただし，温湯に入れてから長時間放置しないことが重要である．長時間放置すると，徐放性が一部破壊されてしまう可能性がある．

　腸溶性製剤の場合，経口投与では簡易懸濁法が適応できない．しかし，経管投与で管の先端が腸まで入っている場合は，簡易懸濁法が適応できる．

事例21　ときどき誤飲する

　70代女性．骨粗鬆症，高血圧，Ⅰ型糖尿病．血糖コントロール不良で，たびたび低血糖を起こしている．また，過去には転倒して腰椎を圧迫骨折したこともある．

　薬剤師が訪問しているが，訪問を開始した当初は，1日中ベッド上でうつらうつらしていてほぼ寝たきり状態であった．また，ときどき誤飲することがある．

　アムロジピンOD錠，ノボラピッド®注フレックスペン®，ランタス®注ソロスター®，アレンドロン酸ナトリウム錠，L-アスパラギン酸カルシウム錠が処方されていた．

これで解決！➡ 処方薬の剤型変更を提案する

　「ときどき誤飲する」ということなので，嚥下機能が低下してきていると考えられる．アレンドロン酸ナトリウムは消化管粘膜に対し刺激作用を示すことがあるので，嚥下困難者には慎重投与である．そこで，アレンドロン酸ナトリウム水和物の経口ゼリー剤への変更を医師に提案した．また，高血圧症にカルシウム拮抗薬が処方されていたがACE阻害薬への変更を提案した．

One Point

　糖尿病患者は口渇が起こりやすく，特に高齢の患者では嚥下機能に影響を与えることもある．患者の話によく耳を傾け，「ときどきむせる」といったような訴えがある時には嚥下機能の低下を考え，処方薬を見直すことが大切である．嚥下機能を低下させるような薬や飲み込みにくい剤形の薬が処方されていないかなどを検討し，医師に提案することも薬剤師としての重要な役割である．

● 嚥下困難者の服薬支援

　嚥下障害があると，「噛む」「飲み込みやすい形にする」「飲み込む」の一連の動作がうまくできなくなる．また飲み込む力も弱まるため，口から摂るものは喉をなめらかに通り，粘り気が少ないものが適している．

　前項の「飲み込みやすい薬の選択（→p.36）」でも述べたように，嚥下困難な患者が薬を服用する際は，可能であれば飲み込みやすい剤形の薬を選択するが，それが難しい場合は，とろみのある食事と混ぜたり，服薬補助剤の使用を考える．ただし，とろみのある食事と混ぜる場合は，味の変化などに注意する必要がある．また服薬補助剤を選ぶ時は，薬の作用や吸収に影響を与えな

いことを考慮して選択しなければならない.

嚥下困難者が飲み込みやすい形状

　一般的に，ゼリー状，プリン状，ポタージュ状，マッシュ状，ミンチ状，とろろ状，ペースト状などの喉越しの良いものが飲み込みやすいと考えられる．しかし，嚥下機能のどの時期の障害かによっても適切な形状が変わってくる．

　準備期や口腔期の嚥下障害には，舌の運動に頼らずに咽頭へ流し込める液状〜とろみ液状やゼリー状のもの，コーンスープやシャーベットなど低粘度のペースト状のものが適している．一方で咽頭期の障害には，誤嚥を予防するため，ヨーグルト，ゼリーなど高粘度のペースト状の形状が適している[3]．表1-11に嚥下機能の障害の時期と飲み込みやすい形状を示す．

服薬を支援する時の補助剤の選択と注意点

　嚥下障害があると，薬を水で飲み込むことが困難になるので，服用上の工夫が求められる．錠剤などはゼリーやプリンで薬を包み込む，粉薬は水で溶かしたり，懸濁させてとろみをつけるなど，さまざまな工夫ができる．服薬支援に使用する補助剤として，服薬補助ゼリーと市販のとろみ調整剤（表1-12）がある．

　服薬補助ゼリーは，飲み込みやすい食塊を形成し，喉に詰まらないよう適切な流動性があり，薬をむせずに喉に引っかかることもなく，楽に服薬できる補助剤である．また，薬との相互作用はなく，薬の溶出や消化管からの吸収に影響しないという特徴がある．

　とろみ調整剤は，主要なとろみ成分の種類に基づいて，デンプン系，グアーガム系，キサンタンガム系に分類される．現在は，味やにおいが少なく，短時間で粘度が調整できることから，キサンタンガム系とろみ調整剤が主流になっている．

　とろみ調整剤は服薬しやすくするのに有用だが，薬物動態に影響を与えることがある．例え

表1-11　嚥下障害の時期と飲み込みやすい形状

嚥下障害の時期	嚥下障害による変化	飲み込みやすい形状
準備期 （食塊形成機能）	食べ物を噛み切り，すりつぶす力が低下する	柔らかく，小さく，なめらかでまとまりが良い形状
口腔期 （咽頭への移送機能）	舌で送り込む力が低下する （口腔内に残留する）	まとまり良く，べたつきが少なく，表面の滑りが良い低粘度のペースト状の形状
咽頭期 （咽頭通過に関わる機能）	飲み込む力が低下する（咽頭に残留する） 気管閉鎖が遅れる	まとまりが良く，べたつきが少なく，表面の滑りが良く，ゆっくりと流れるような高粘度のペースト状の形状

（文献3を参考に著者作成）

表1-12　服薬補助ゼリーと市販のとろみ調整剤

服薬補助ゼリー	とろみ調整剤
• らくらく服薬ゼリー（龍角散） • おくすり飲めたね（龍角散） • お薬じょうず服用ゼリー（和光堂）	• トロメリン®顆粒（ニュートリー） • トロメイク®SP（明治） • トロミアップエース（日清オイリオ） • とろみファイン（キユーピー） • つるりんこ Quickly（クリニコ）

ば，キサンタンガム系のとろみ調整剤溶解液に速崩壊性錠剤や口腔内崩壊錠を浸漬させた場合，とろみ調整剤の濃度が濃いほど，また浸漬時間が長いほど，錠剤の崩壊時間が延長する場合がある．なお，グアーガム系とろみ調整剤に浸漬させた場合は，膨潤も崩壊も認められなかった[11]．このように，とろみ調整剤の成分（増粘剤）が薬効の発現に影響を及ぼす可能性があることを考慮しなければならない．

また，とろみ調整剤の高分子マトリクスに包含された薬物の崩壊，溶出が抑制され，消化管吸収を遅延させたり，Tmaxが遅延したという報告もある[12]．即効性を期待する薬物では，Tmaxが遅延することは効果に重大な影響を及ぼす可能性もある．したがって，服薬補助剤を選択する時は飲みやすさだけでなく，薬物動態への影響が少ない製品を選択する必要がある[11-15]．

事例22　錠剤の飲み込みが困難になってきた

70代男性．肺がん，転移性脳腫瘍で余命2ヵ月との宣告があった．持続した痛みを訴えており，疼痛コントロールを優先に実施している．麻薬の使用にて疼痛が緩和された．モルヒネ塩酸塩水和物坐剤，ジアゼパム坐剤，L-カルボシステイン錠，ビオフェルミン®配合散，アセトアミノフェン錠（疼痛時），ジアゼパム錠（不眠時）が処方されていた．また，食欲低下があったのでベタメタゾン錠が追加処方された．

食事量が減少しており，体力が低下してきている．栄養補助にエンシュア®・Hが処方されているが，体力の低下につれて錠剤の飲み込みが困難になってきた．

これで解決！➡ 簡易懸濁法や服薬補助ゼリー剤の使用を勧める

簡易懸濁法や，服薬補助ゼリー剤で錠剤を包んで飲む方法を勧めた．本事例の処方薬では，ベタメタゾン錠，L-カルボシステイン錠，アセトアミノフェン錠，ジアゼパム錠，ビオフェルミン®配合散が簡易懸濁可能医薬品である．ただし，ビオフェルミン®配合散は55℃のお湯ではうまく懸濁できないことがあるので，室温に冷ましたお湯または水で懸濁するよう説明した．また，食欲が低下してきているので，エンシュア®・Hは無理をせず服用可能分をこまめに摂取することを勧めた．

One Point

錠剤の飲み込みが困難になってきた場合，補助ゼリー剤を使ったり，簡易懸濁法で懸濁し，好みの味にしたり，とろみをつけたりして服薬する方法がある．1回に服薬する薬の数が多い場合，簡易懸濁法を使うと一度に懸濁できるので，服用が楽という利点がある．また，シロップ剤や貼付剤などに変更するのも可能である．それぞれの患者の状態に応じて適切な服薬援助を行うことが重要である．

C 飲み込みやすいポジショニング

筋力低下による嚥下障害では，食事姿勢に気を付けることや，呼吸，発音，首や口・舌のトレーニングなどが効果的である．歯科医や言語聴覚士による在宅指導が行われることもある．

食事姿勢に関しては，寝たきり状態の患者でも食事の時はできるだけベッドを起こし，上体を起こすことで，誤嚥を防ぐことができる．また，坐位できる患者は食事以外でもできるだけ上体を起こしておくようにすると，少しでも筋力低下を防ぐことができる．

ベッドで生活をしている場合は，首のすわりが悪かったり，頭部が後ろに反っていたり，顎が胸に付くまで下を向いていたりすると，喉の動きを制限して誤嚥を起こす原因になることがある．そのため，60度や30度などのリクライニング位にして，頸部に枕を当て前屈させておく（仰臥位頸部前屈姿勢）ことが大切である．

D 高齢の嚥下困難者で留意すべき低栄養・脱水・肺炎

嚥下機能が低下すると，食べ物を飲み込みにくくなるため食欲がなくなる．そして，食べやすいものばかり食べるようになるので，栄養が偏り低栄養状態になる．また，むせるのを避けるため飲み物をあまり飲まなくなる．その上高齢になると，喉の渇きをあまり感じなくなるので，高齢者では脱水状態になることがある．さらに，嚥下機能の低下による誤嚥で肺に細菌が入ると，重症の肺炎を起こすことがある．このように，嚥下機能が低下すると低栄養，脱水，肺炎に注意する必要がある．これらを防ぐために観察したいポイントを以下に示す．

● 低栄養[16]

高齢者は栄養状態が良くないと，日常生活動作（activities of daily living; ADL）が低下し，感染症にかかりやすくなる．ADLの低下は活動性の低下を引き起こし，それが筋力の低下，嚥下機能の低下につながる．嚥下機能が低下すると，食事の摂取が十分にできなくなり，さらに低栄養状態が進行する．そのまま放置すると，生命予後に大きく影響する．したがって，高齢者の栄養状態をできるだけ早く発見し，適切な対応をすることが重要である．

高齢者の栄養評価に，65歳以上を対象に多く使われている簡易栄養状態評価表（Mini Nutritional Assessment-Short Form; MNA®-SF）がある（図1-8）[17]．この表を用いると，問診と身体計測で簡単に栄養評価を行うことができる．この評価で得られるスクリーニング値は最大14ポイントで，8～11ポイントで「低栄養のおそれあり」，0～7ポイントで「低栄養」と評価される．「低栄養のおそれあり」，あるいは「低栄養」と評価された場合，適切な栄養指導とともに運動指導を行うことで，介護予防を図ることが可能である[18,19]．

高齢者の低栄養は，身体機能低下に多大な影響を与える．早期に低栄養状態を把握して適切な対応を行うことで，ADLが改善し，生活の質（quality of life; QOL）の向上を図ることができる．

● 脱水

嚥下機能が低下すると，食べる量が減り，かつ飲み物もあまり飲まなくなるので，脱水状態になることが多い．食事が普通に摂れていれば，飲み物からの水分摂取は1日1.5 Lぐらいを目安にすると脱水の予防になる．しかし食事量が減ると，食事から摂れていた水分量も減るので，い

簡易栄養状態評価表
Mini Nutritional Assessment-Short Form
MNA®

氏名：							

性別：　　　　年齢：　　　　体重：　　　kg　身長：　　　cm　調査日：

下の□欄に適切な数値を記入し，それらを加算してスクリーニング値を算出する．

スクリーニング

A 過去3ヶ月間で食欲不振，消化器系の問題，そしゃく・嚥下困難などで食事量が減少しましたか？
0＝著しい食事量の減少
1＝中等度の食事量の減少
2＝食事量の減少なし

B 過去3ヶ月間で体重の減少がありましたか？
0＝3kg 以上の減少
1＝わからない
2＝1～3kg の減少
3＝体重減少なし

C 自力で歩けますか？
0＝寝たきりまたは車椅子を常時使用
1＝ベッドや車椅子を離れられるが，歩いて外出はできない
2＝自由に歩いて外出できる

D 過去3ヶ月間で精神的ストレスや急性疾患を経験しましたか？
0＝はい　　　　2＝いいえ

E 神経・精神的問題の有無
0＝強度認知症またはうつ状態
1＝中程度の認知症
2＝精神的問題なし

F1 BMI　　　体重(kg)÷[身長(m)]² □
0＝ BMI が19未満
1＝ BMI が19以上，21未満
2＝ BMI が21以上，23未満
3＝ BMI が23以上

BMI が測定できない方は，F1の代わりに F2に回答してください．
BMI が測定できる方は，F1のみに回答し，F2には記入しないでください．

F2 ふくらはぎの周囲長(cm)：CC
0＝31cm 未満
3＝31cm 以上

スクリーニング値
（最大：14ポイント）

12-14ポイント：□　栄養状態良好
8-11ポイント：□　低栄養のおそれあり（At risk）
0-7ポイント：□　低栄養

Ref.　Vellas B, Villars H, Abellan G, et al. *Overview of the MNA®-Its History and Challenges*. J Nutr Health Aging 2006；10：456-465. Rubenstein LZ, Harker JO, Salva A, Guigoz Y, Vellas B. *Screening for Undernutrition in Geriatric Practice: Developing the Short-Form Mini Nutritional Assessment (MNA-SF)*. J. Geront 2001；56A：M366-377. Guigoz Y. *The Mini-Nutritional Assessment (MNA®) Review of the Literature - What does it tell us?* J Nutr Health Aging 2006；10：466-487. Kaiser MJ, Bauer JM, Ramsch C, et al. *Validation of the Mini Nutritional Assessment Short-Form (MNA®-SF): A practical tool for identification of nutritional status*. J Nutr Health Aging 2009；13：782-788.
®Société des Produits Nestlé SA, Trademark Owners.
©Société des Produits Nestlé SA 1994, Revision 2009.
さらに詳しい情報をお知りになりたい方は，www.mna-elderly.com にアクセスしてください．

図1-8　MNA®-SF

（文献17より転載）

つも以上に意識して飲み物を飲むことが大切である.

　また，高齢者の脱水状態を判断する方法には，口の中や唇が乾いていないかを確認する，親指の爪を白くなるまで強く押してから離す（元のピンク色に戻らなければ脱水の可能性がある），腕の皮膚を持ち上げて放す（皺ができたままになっていれば脱水の可能性がある）などがある.

肺炎

　一般的には，肺炎にかかると，高熱，咳，痰，息切れといった症状が現れると思われている.しかし高齢者では，それほど熱が出ないことが多い.軽いかぜ程度と考え放置してしまい，重症化する高齢者が多い.

　70歳以上の高齢者の肺炎の多くは誤嚥性肺炎であるといわれている.高齢者は筋力の低下や罹患している疾患，服用している薬などの影響で嚥下機能が低下していることが多く，誤嚥性肺炎を起こしやすいので注意しなければならない.

事例23　嚥下困難な患者に何か食べさせたい

　80代女性.肺扁平上皮がん.食欲低下，全身倦怠感などがありベタメタゾン錠が投与されている.また，アセトアミノフェン錠，L-カルボシステイン錠，オメプラゾール錠，モルヒネ塩酸塩坐剤，不安時に用いるエチゾラム錠，ジアゼパム坐剤と，経腸栄養剤としてラコール®NF配合経腸用液が処方されている.

　痛みの訴えはほとんどないが，食事量が低下し，体力が低下してきている.それに伴い嚥下困難になってきた.家族から，「患者にどうしても何かを食べさせたい」と薬剤師に相談があった.

これで解決！➡ 経腸栄養剤を凍らせる

　ラコール®をシャーベット状に凍らせ，それを口に含ませてもらうようにした.口に含むと少しずつ溶けるため，食欲がなかったり嚥下困難な状態でもむせることなく服用できた.

One Point

　食欲不振の時は，口当たりの良いものや，好きなものを食べてもらうようにする.1回の量は少なくてもよい.その場合は回数を増やすなど工夫をする.また，食べたい時に食べたい量を用意する.特に栄養にこだわらず，アイスクリームやプリンといったものを食べてもらってもよい[20].

　在宅医療を担う薬剤師は，患者の服薬アドヒアランスが悪ければ，その原因を探り適切に対処することが求められる.嚥下機能が低下して薬が飲み込みにくいのであれば，その患者に合った適切な剤形を検討する.適切な剤形がなければ，簡易懸濁法や服薬補助剤の使用などを検討し，アドヒアランス向上に寄与することが求められる.

　また，嚥下機能の低下は誤嚥性肺炎にもつながるので，食べやすい食事の形態など適切な情報を提供できるように，常に新しい情報を入手し，多職種と情報共有することが大切である.

（南　恵理子 / 長嶺 幸子）

●● 引用文献

1) Teasell RW, et al：Dysphagia and Aspiration Post Stroke. In：Evidence-Based Review of Stroke Rehabilitation 14th edition.

2) 長寿科学振興財団：摂食・嚥下障害の治療. 〈https://www.tyojyu.or.jp/net/byouki/sesshokushougai/chiryo.html〉

3) 下田妙子編：高齢者福祉施設・病院・在宅などで役立つ カラー図解 高齢者の栄養管理ガイドブック. 文光堂, 2010.

4) 大熊るりほか：摂食・嚥下障害スクリーニングのための質問紙の開発. 日摂食・嚥下リハ会誌, 6：3-8, 2002.

5) 菊谷　武ほか：摂食・嚥下障害の評価. In：高齢者の食事と栄養, 口腔ケア, 長寿科学振興財団, 2020. 〈https://www.tyojyu.or.jp/kankoubutsu/gyoseki/shokuji-eiyo-kokucare/index.html〉

6) 戸原　玄ほか：Videofluorography を用いない摂食・嚥下障害評価フローチャート. 日摂食・嚥下リハ会誌, 6：82-92, 2002.

7) 伊勢雄也ほか：認知症患者における服薬介助の現状ならびに貼付剤の有用性についての調査研究. 医薬品情報学, 14：101-104, 2012.

8) 三浦宏子ほか：錠剤の大きさが虚弱高齢者の服薬に与える影響─服薬模擬調査による検討─. 日本老年医学会雑誌, 44：627-633, 2007.

9) 花輪剛久ほか：空気押出型ゼリー剤の試飲調査（第 1 報）─高齢患者の服薬状況と空気押出型ゼリー剤の適用可能性─. 薬学雑誌, 132：1461-1466, 2012.

10) 藤島一郎監：内服薬 経管投与ハンドブック─簡易懸濁法可能医薬品一覧─, 第 4 版, じほう, 2020.

11) 富田　隆ほか：とろみ調整食品が速崩壊性錠剤の崩壊, 溶出, 薬効に及ぼす影響. 薬学雑誌, 138：353-356, 2018.

12) 森田俊博ほか：食品用粘度調整剤と嚥下補助剤の薬物動態への影響. 医療薬学, 37：13-19, 2011.

13) 富田　隆ほか：とろみ調整食品は速崩壊性錠剤の崩壊, 溶出, 薬効に影響する？. ファルマシア, 53：535-539, 2017.

14) 富田　隆ほか：服薬時における嚥下補助製品の使用実態. 日摂食・嚥下リハ会誌, 23：37-43, 2019.

15) 富田　隆ほか：とろみ調整食品に増粘剤として添加されているキサンタンガムが速崩壊性錠剤の崩壊に及ぼす影響. Jpn J Compr Rehabil Sci, 9：22-28, 2018.

16) 葛谷雅文：高齢者の低栄養. 老年歯科医学, 20：119-123, 2005.

17) Nestlé Nutrition Institute：NMA® Forms. 〈https://www.mna-elderly.com/mna-forms〉

18) 平山優子ほか：高齢入院患者栄養評価における Mini-Nutritional Assessment-Short Form の有用性. 日大医学雑誌, 70：203-207, 2011.

19) 權　珍嬉ほか：地域在宅高齢者における低栄養と健康状態および体力との関連. 体力科学, 54：99-105, 2005.

20) 日本医師会監：食欲低下の際の食事の工夫. In：新版 がん緩和ケアガイドブック, p69, 青海社, 2017.

Column ユニバーサルデザインフード

　嚥下困難の患者は，薬だけでなく食事を「飲み込む」のも難しい．このような患者の食事に有用なものとして，「ユニバーサルデザインフード」がある[1]．

　ユニバーサルデザインフードとは，食べやすさに配慮した食品である．レトルト食品のような調理済み食品や，飲み物や食事にとろみをつける「とろみ調整食品」などがある．ユニバーサルデザインフードのパッケージには，必ずマークがついている（図1-9 **a**）．このマークは，

a ユニバーサルデザインフードに記載されるマーク

b ユニバーサルデザインフードのパッケージ例

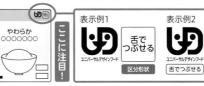

c ユニバーサルデザインフードの区分表

区　分	ユニバーサルデザインフード 容易にかめる	ユニバーサルデザインフード 歯ぐきでつぶせる	ユニバーサルデザインフード 舌でつぶせる	ユニバーサルデザインフード かまなくてよい
かむ力の目安	かたいものや大きいものはやや食べづらい	かたいものや大きいものは食べづらい	細かくてやわらかければ食べられる	固形物は小さくても食べづらい
飲み込む力の目安	普通に飲み込める	ものによっては飲み込みづらいことがある	水やお茶が飲み込みづらいことがある	水やお茶が飲み込みづらい
かたさの目安 ※食品のメニュー例で商品名ではありません． ／ ごはん	ごはん～やわらかごはん	やわらかごはん～全がゆ	全がゆ	ペーストがゆ
たまご	厚焼き卵	だし巻き卵	スクランブルエッグ	やわらかい茶わん蒸し(具なし)
肉じゃが	やわらか肉じゃが	具材小さめやわらか肉じゃが	具材小さめさらにやわらか肉じゃが	ペースト肉じゃが
調理例（ごはん）				
物性規格 ／ かたさ上限値 N／m²	$5×10^5$	$5×10^4$	ゾル：$1×10^4$ ゲル：$2×10^4$	ゾル：$3×10^3$ ゲル：$5×10^3$
粘度下限値 mPa・s			ゾル：1500	ゾル：1500

※「ゾル」とは，液体，もしくは固形物が液体中に分離しており，流動性を有する状態をいう．
　「ゲル」とは，ゾルが流動性を失いゼリー状に固まった状態をいう．

図1-9　ユニバーサルデザインフード

（文献1より転載）

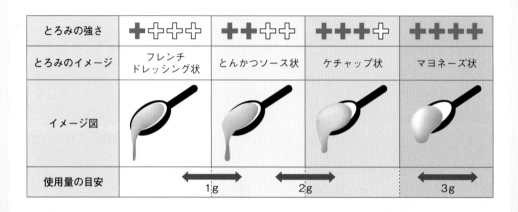

とろみの強さ	✚✚✚✚	✚✚✚✚	✚✚✚✚	✚✚✚✚
とろみのイメージ	フレンチ ドレッシング状	とんかつソース状	ケチャップ状	マヨネーズ状
イメージ図				
使用量の目安	1g	2g		3g

図1-10　嚥下障害の程度に応じたとろみの付け方

（文献1より転載）

日本介護食品協議会が制定した規格に適合する商品だけについている．

　ユニバーサルデザインフードは，選びやすいように「かたさ」や「粘度」の規格により分類された4つの区分が表示されている（図1-9 **b**, **c**）．嚥下機能のどの時期が障害されているかによって，4つの区分を参考に食べ物の適切な形態を選択し，低下している機能を補うことができる．服薬支援を行う時も同じで，服薬補助剤の選択に役に立つ情報である．

　また，とろみ調整食品を使用する時は「とろみの目安」が示されているので，飲み込みやすいかたさのとろみをつける際の参考になる（図1-10）．しかし，服薬支援にとろみ調整剤を使う場合，薬剤の薬物動態に影響することがあるので，注意しなければならない（→p.39）．

　在宅では，薬剤師は服薬支援だけでなく，トータル的なケアも支援しなければならない時もある．介護の現場で役立つ情報は多職種で共有することが重要である．

（長嶺 幸子）

●● 引用文献

1）日本介護食品協議会：ユニバーサルデザインフードとは．〈https://www.udf.jp/outline/udf.html〉

4 家族と協力して服薬管理する
─認知症患者のケアと服薬管理

　認知症患者の服薬管理は非常に難しい．薬剤師だけでなく，家族や他職種の協力なしには，アドヒアランスの向上は成り立たない．認知症患者に薬をきちんと服用してもらうためには，薬剤師がまず認知症についての実践的な知識をもつことが必要である．本項では，薬剤師が在宅の現場で必要な認知症に関わる知識について解説する．

A 認知症の定義と分類

　認知症は，「正常に発達した脳の知的機能が，脳の病的な原因で障害され，日常生活に支障をきたすほどになった状態」と定義されている．

　認知症にはいろいろなタイプがある．一番多いのがアルツハイマー型認知症（約50％），最近増えているのがレビー小体型認知症で2番目に多く（約20％），その次に多いのが血管性認知症である（約15％）．そして，前頭側頭型（ピック病）などが続く．

　アルツハイマー型認知症は，脳の神経細胞の周囲にアミロイドβタンパクが沈着し神経細胞を死滅させることが原因で発症する．また，レビー小体型認知症は脳細胞のなかにレビー小体と呼ばれる円形の構造体（異常なタンパク）がたまることで神経細胞が傷つき，視覚などをつかさどる後頭葉に異常が起こる．そして，血管性認知症は脳出血や脳梗塞など脳血管障害が原因となり発症し，主に前頭葉が傷つく．前頭側頭型認知症（ピック病）は前頭葉のほか，言葉の理解などに関する側頭葉に萎縮や変性が生じる．認知症のタイプと異変部位，主な症状について**表1-13**に示す．

　また，認知症の重症度はCDR（clinical dementia rating）を用いて軽度，中等度，重度に分類される．CDRは，記憶，見当識，判断力と問題解決，地域生活，家庭生活，介護状況について，介護者への面接に基づいて判定する評価法である[1]．

表1-13　認知症の異変部位と主な症状

認知症のタイプ	異変部位	主な症状
アルツハイマー型	海馬，後部帯状回，楔前部，頭頂葉	記憶障害，見当識障害，妄想，徘徊，うつ状態
レビー小体型	後部帯状回，楔前部，頭頂葉，後頭葉	幻視，パーキンソン症状
血管性	前頭葉	記憶障害，言語障害，意欲の低下
前頭側頭型（ピック病）	前頭葉，側頭葉	反社会的行動（万引きなど），同じ行為を繰り返す

表1-14　中核症状の種類と具体例

中核症状	具体例
記憶の障害	たった今，食事をしたことを忘れる．本人には自覚がない．
見当識の障害	現在の日時，場所がわからない．目の前にいる人が誰だかわからない．
判断力の障害	お金の支払いができないなど，正しい状況判断ができない．
言語機能の障害	相手の言葉が理解できない．自分で適切な言葉を見つけられず，会話ができなくなる．

B 認知症の治療・ケアの心構え

　認知症の治療・ケアにおいて，医療・ケア従事者が常に配慮しなければならないことに認知症の中核症状とBPSD（behavioral and psychological symptoms of dementia）および基礎疾患としての身体的疾患がある．これらの認知症の中核症状，BPSDや身体的な疾患・症状は一見して，別々の現象としてとらえがちだが，実はお互いに関係しあってそれぞれの症状・病態の軽快・増悪に深く関わっている．そのため，目の前の患者さんを全人的な視点のもと，医師，薬剤師，看護師，介護職，家族などが連携して治療，介護にあたる必要がある．

認知症の中核症状

　認知症の中核症状には，記憶の障害や見当識，判断力，言語機能などの認知障害がある．中核症状の種類と具体例を表1-14に示す．

　中核症状の4つの障害は現れ方の軽重はあっても必ず出現し，進行するが，これらの症状のなかで記憶の障害が早期に現れやすいのが特徴である．認知症になると，まず記憶に関する神経伝達物質であるアセチルコリンに関係する神経線維が減少する．この神経線維は脳の海馬に存在する．海馬は短期記憶をつかさどる場所であるため，障害を受けると記憶障害が現れる．その後，神経線維の障害は徐々に脳の他の部分にも広がり，障害部位によってさまざまな中核症状が現れる．そして，中核症状は時間とともに進行し，重症化していく．

事例24　高齢認知症患者のアドヒアランスが悪い

　80代独居女性．認知症，高血圧症で治療を受けている．3ヵ月前に頼りの夫が他界し，現在一人暮らしである．夫が健在の頃は，老老介護の状態で夫も軽い認知症であったが，薬の管理はなんとかできていた．しかし現在，本人はまだ夫の死を理解できず，何度説明してもまた同じことを聞かれる．服薬についても丁寧に話をしているが，理解できていないようである．最近，血圧が高くなってきたが，これはアドヒアランス不良によるものと思われる．

■ これで解決！→ 親族・医療従事者のチームで対応する

薬剤師の働きかけで，近くに住む患者の妹，ケアマネジャー，看護師，医師，ヘルパーらと相談し，チームで対応することになった．薬剤師はできるだけ1日1回投与の薬にすることと，一包化を提案した．患者はデイサービスが好きなので続けてもらい（週4回），デイサービスに持参して服薬できるようにした．デイサービスの介護職には薬剤師から指導をした．近くに住む妹に毎朝，服薬カレンダーの確認，残薬確認をしてもらい，内容は連絡ノートに記録し，情報を共有している．

■ One Point

老老介護（夫婦がともに75歳以上）は，われわれの調査では今や30％を超える．子どもは遠いところに住んでおり，直接面倒を見られない．さらに最近は，認認介護（夫婦がともに認知症）も増えている．在宅の認知症患者での服薬アドヒアランス向上には，薬剤師，家族，看護師，ヘルパーと連携した，切れ目のないサポートが大切である．

● 認知症のBPSD（認知症に伴う行動障害と精神症状）・・・・・・・・・・・・・・・・・・・・・・・・・・・・・

認知症には中核症状に付随した症状として，さまざまな行動面での症状と精神面での症状が現れる．従来，これらは周辺症状といわれていた．認知症の進行，生活環境などに伴って現れる精神症状や行動障害は，その多様性から，医学的にも統一した用語がなかった．そこで，1996年に国際老年精神医学会で，これらの行動障害や精神症状はBPSDと命名された．日本語では「認知症に伴う行動障害と精神症状」と訳されている．

BPSDの症状，例えば徘徊，暴力，不潔など奇異に思える症状は「異常行動」や「問題行動」といわれていたが，これらの症状には原因となる理由があることがわかり，「異常行動」や「問題行動」などの表現は不適切であるため「行動障害」と表現されている．BPSDの各症状は，まず原因となる理由をできるだけ除去し，その後，または並行して，医学的に治療すべきものと考えられている．中核症状とBPSDの関係を図1-11に示す．

認知症を軽度（初期），中等度（中期），重度（後期）の3段階に分けてBPSDの発生頻度をみる

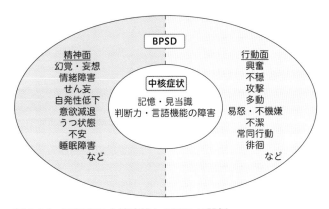

図1-11　認知症の中核症状とBPSDの関係

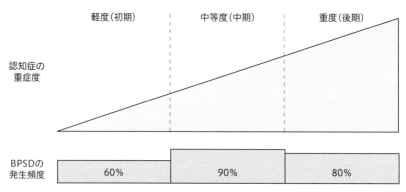

図1-12　認知症重症度の3段階とBPSDの発症頻度

と，中期に約90％と一番多く，次に後期が約80％で，初期は約60％と時期により異なる[2]．認知症の3段階とBPSDが発症する頻度について図1-12に示す．また，BPSDとして発現する症状は個人差が大きく，その人の生活環境，医療・介護の状態などにより個人差があり，必ず出現するものでもない．BPSDの症状別の発現頻度としては，性格の変化（約90％），うつ状態（80％），幻覚・妄想（40～50％），徘徊（50％），誤認（40％），暴力・攻撃性（20％），躁状態（10％）とさまざまである[2]．

　BPSDの発症は不適切な生活環境や不適切な医療・介護が主な要因といわれているが，神経伝達系の障害，本人の性格，家庭環境などによることもあり，一概にはいえない．また，医療・介護上，問題となるBPSDの時期は比較的短期に収束することが多いので，症状をよく観察したい．BPSDへの対応は一番苦労するところであるが，あきらめずに，その人に合ったケア（非薬物療法）と薬物療法を並行して進めていくべきである．

認知症患者における基礎疾患

　認知症に限らず，高齢者はさまざまな基礎疾患を患う．基礎疾患には主として表1-15に示すようなものがある．このような疾患が認知症の症状の経過に影響する場合があり，注意しなければならない．

表1-15　認知症で注意したい主な基礎疾患

領　域	主な疾患
内　科	かぜ症候群，肺炎，食欲不振，便秘，下痢，糖尿病，高血圧症，パーキンソン病
整形外科	腰痛，関節痛，肩こり，骨粗鬆症，骨折
眼　科	白内障，緑内障，黄斑変性症
皮膚科	皮膚搔痒症，乾皮症
歯　科	虫歯，歯周病，口腔内の疾患

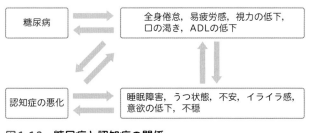

図1-13　糖尿病と認知症の関係

(文献3を参考に著者作成)

認知症と糖尿病

　水たまりを見つけると，きれいな水でないのに手ですくって飲むという不潔行為を繰り返す高齢認知症患者がいた．この患者は糖尿病が隠れていて，そのために喉が渇き，このような不潔行為を繰り返していたことが，あとで判明したという事例がある．この患者は，糖尿病の適切な治療を受けると不潔行為が消失した．

　糖尿病は，全身倦怠感，口の渇きなどの症状により，睡眠障害，イライラ感などの精神的な症状を誘引し，それらが原因で認知症を進行させる可能性がある．また，糖尿病は高血圧症や脂質異常症など他の生活習慣病とともに，認知症発症の危険因子でもある．

　認知症と糖尿病の関連について図1-13に示す．糖尿病に限らず，高齢者は基礎疾患を患っていることが多い．また，症状を訴えることが少ない場合も多いので，薬剤師は常に患者に症状の有無を問いかける姿勢をもちたい．

C 認知症の薬物療法の留意点と抗認知症薬

中核症状に対する薬物療法の留意点

　抗認知症薬には，現在2つのタイプがある．1つはアセチルコリンエステラーゼを阻害するタイプで，もう1つは脳内のグルタミン酸に関係する受容体に作用して神経細胞を保護するタイプである（表1-16）．いずれもアルツハイマー型認知症の中核症状の進行を抑える．なお，ドネペジル塩酸塩はレビー小体型認知症にも有効とされている．

　これらの薬は，認知機能の低下を抑える作用があるので日常生活動作（activities of daily living; ADL）や生活の質（quality of life; QOL）が改善する場合もあるが，効果が判然としない場合もある．使用にあたっては，非薬物療法と併行して行うことが大切である．また，薬物療法はいつまで続ければいいのか，患者の容態や症状の変化を絶えず観察することが必要である．副作用は出現していないか，またあまり効いていないようであれば，1日用量を増やすのか，違うタイプの抗認知症薬と併用すべきか，あるいは中止すべきかを考え，主治医と連携していかなければならない．

　一般的に，抗認知症薬は高薬価なので，費用対効果の視点からも，服用薬の効果をチェックすることが求められる．ドネペジル，ガランタミン，メマンチンには後発医薬品も発売されてい

表1-16　抗認知症薬

分 類	アセチルコリンエステラーゼ阻害薬			グルタミン酸受容体阻害薬（NMDA受容体阻害薬）
一般名（商品名）	ドネペジル塩酸塩（アリセプト®）	ガランタミン臭化水素酸塩（レミニール®）	リバスチグミン（イクセロン®パッチ，リバスタッチ®パッチ）	メマンチン塩酸塩（メマリー®）
使用目的	アルツハイマー型認知症（軽度，中等度，高度），レビー小体型認知症	アルツハイマー型認知症（軽度，中等度）の中核症状の進行を抑制する	アルツハイマー型認知症（軽度，中等度）の中核症状の進行を抑制する	アルツハイマー型認知症（中等度，高度）の中核症状の進行を抑制する
剤 形	錠剤，OD錠，細粒，内服ゼリー剤，ドライシロップ	錠剤，OD錠，内用液	経皮吸収型製剤（パッチ）	錠剤，OD錠，ドライシロップ
副作用	食欲不振，吐き気，下痢，眠気，めまい，発疹など.	興奮，イライラ感，不眠，	ドネペジル，ガランタミンの副作用に加えて皮膚のかぶれ（パッチ剤であるため）	めまい，便秘，食欲不振，体重減少，頭痛，血圧上昇，体がむくむ，けいれん，興奮，他害・自傷行為など

（文献4を参考に著者作成）

る．また認知症の患者では，服薬アドヒアランスの向上に苦労することがよくあるが，抗認知症薬には，錠剤，口腔内崩壊錠（OD錠），細粒，内服ゼリー剤，内用液，ドライシロップ，パッチ剤など種々の剤形があるので，患者のニーズに応じた工夫が可能である.

BPSDに対する薬物療法の留意点

　BPSDは患者の神経伝達系の異常により現れる可能性があるが，生活環境，人間関係，身体的要因などの原因により起こることも多々ある．薬物療法はその治療方法の一つとして位置付けたい．BPSDの症状のなかで，特に暴力，不穏，徘徊などの症状は，薬物療法を適切に行うことで軽快することもあるが，本人にとって適切なケアをまず行うことが大切となる．家庭で暴力や徘徊を繰り返す人が，グループホームに入居しただけでそのような行動障害が消失することがよくある．本人に適した環境に変えるだけで改善することをよく経験する.

　BPSDに対する薬物療法は，当然ながら本人のADLやQOLの改善が主目的である．その次に家族の介護疲れの解消のために行う場合もある．しかし，医療職や介護職の仕事の効率化や楽をするための使用は厳にすべきではない．BPSDの症状は総じて長く続かない．したがって，薬物療法を漫然と続けるのではなく，患者の状態を観察しながら，止める時期を考えることが重要である．BPSDに用いる薬物，特に抗精神病薬は，高齢者は肝機能や腎機能が低下しているため少量から開始し，ゆっくりと増量していく（start low and go slow）ことが重要である．また，多剤の併用はできるだけ避けなければならない.

　認知症の高齢者は抗認知症薬，BPSDに用いる薬，基礎疾患の治療薬など多剤併用になりがちである．薬物相互作用や，認知症の症状を悪化させる薬物などに注意しなければならない．また，かかりつけ薬局を決め調剤の一元化をはかることが，患者の服薬管理に役立つ.

　BPSDに対する薬物療法では，抗精神病薬や抗けいれん薬，抗うつ薬，抗不安薬，睡眠薬などが用いられる．詳細はガイドラインや成書を参照されたい.

事例25	認知症患者がたびたび転倒してしまう

80代独居女性．軽度のアルツハイマー型認知症，高血圧症，糖尿病で治療を受けている．興奮，徘徊，不眠，便秘などの症状があり，1日8剤を服用している．

最近，週に2〜3回転倒するようになった．特に夜間の転倒が多い．家の中は手すりを付け，バリアフリーにしている．患者は外出好きでよく散歩に出かけるが，途中で迷子になり，地域の人のお世話になっている．息子が近くに住んでいるが仕事が忙しく，土日の休みと，夜間にときどき家に寄る程度である．月1回の通院は息子が同行している．週3回の訪問介護サービスでなんとか日常生活を維持されている．

また，最近，引き出しから大量の残薬が見つかった．多剤服用が大きな一因と考えられ，薬剤師として対応を迫られることになった．

これで解決！➡ 転倒のリスクがある薬を減薬する

患者の息子と話し合い，患者の課題は，認知症の進行阻止，転倒の防止，減薬そして残薬をなくすことの4つであることを確認した．

まず，認知症の進行阻止に対しては，現在服用している抗認知症薬で症状が安定しているので，医師と相談の上，今後も継続することになった．次に転倒については，週に2〜3回あることを医師に報告した．その結果，転倒のリスクファクターと思われる2種類の抗精神病薬を1つにして経過をみることになった．

減薬については，降圧薬として2種類の薬が出されていたものを1つの合剤に変更することを提案した．抗不眠薬は，患者の夫が亡くなった3年前に不眠症状があり，その時以来継続しているので，中止して様子をみることになった．

残薬については，薬の大切さを再度説明し，息子にも理解してもらった．どうしても残薬が発生した場合は，通院時（来局時）に持参してもらうことにした．

減薬の結果，転倒がなくなり，さらに残薬もほぼなくなった．

One Point

厚生労働省の「社会医療診療行為別統計」によると，院外処方を受けた75歳以上の人が1回の診療で処方される薬は平均4.61種類で，24.2％の人に7種類以上の薬が処方されていた[5]．薬が増えれば飲み残しも多くなるので注意したい．また薬物相互作用にも注意しなければならない．

D MCI：認知症の予備軍

最近，正常と認知症の中間的に位置し，認知症の診断基準に満たない段階を軽度認知機能障害（mild cognitive impairment; MCI）と呼ぶようになった．認知症予備軍ともいわれ，本人が記憶障害を訴え，また周囲の人からも記憶に関する障害が認められるのが特徴である．わが国では，2012年のMCI有病者数は400万人と推定されていている[6]．MCIの診断基準を表1-17に示す．表の5項目すべてを満たしていることが条件である．

表1-17　MCIの診断基準

①主に，周囲の人により気づかれる記憶障害の訴えがある.
②客観的な記憶力低下がある.
③一般的な認知機能は正常範囲内である.
④日常生活に問題はない.
⑤認知症の診断基準には当てはまらない.

(文献8を参考に著者作成)

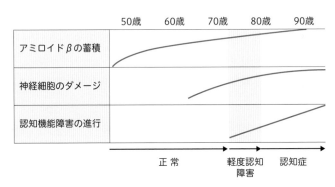

図1-14　アミロイドβ蓄積から認知症発症までのイメージ

　認知症の発症の過程は，「正常の老化」→「軽度認知機能障害」→「認知症」と連続的に進行する．MCIになれば必ず認知症になるとは限らないが，最近の研究では，MCIと判定された日本人の約6割が3年以内に認知症へ進行したと報告されている[7].

　アルツハイマー型認知症の原因が長い間の脳のアミロイドβの蓄積が原因といわれていることを考えると，MCIの段階から認知症の予防・治療をはじめることが重要である．図1-14に，アミロイドβ蓄積から発症までのイメージを示す.

事例26　健康サポート薬局での健康講座がきっかけで認知症が判明した

　健康サポート薬局の一室で，定期的な健康講座が開かれている．今日のテーマは「認知症」であった．講師の薬剤師からわかりやすい話があり，約30名の地域の人々は熱心にメモを取っていた．講座終了後，1人の女性から「主人が，今日のお話にあったMCIのような気がする．今後どうすればいいか教えてほしい」という相談があった.

　女性の夫(以下，患者)は78歳男性で会社の経営者である．2年前に息子に会社を譲り，家でのんびりしていたが，家族から最近，物忘れを指摘され，患者自身も気にしているという.

これで解決！→「物忘れ外来」を紹介する

　状況を聞いて，認知症の疑いがあると考えた薬剤師は「物忘れ外来」を紹介した．患者が受診した結果，軽度のアルツハイマー型認知症と診断された．患者も納得した上で治療開始となり，早速，抗認知症薬(ドネペジル塩酸塩)を1日3mgから開始した．消化器系などの副作用がない

ことを確認して，2週間後に5mgに増量した．抗認知症薬の効果は認知症の進行を遅らせるというものなので判定しにくいが，数ヵ月経過した現在，患者家族から「物忘れの回数」「顔の表情」「対人接触」などが良くなっていると言われている．薬剤師から見ても，効果はあるように見受けられている．

One Point

抗認知症薬は根本的な治療薬ではないので症状は少しずつ進行するが，医学面，薬学面そして介護面からの総合的なアプローチを今のうちに考えておきたいものである．

健康サポート薬局は，地域の人々の日頃の健康相談，病気の予防・治療のアドバイスやサポートをする役割を担っている．地域の医療機関や看護・介護施設，事業所などと連携体制を構築し，薬局が中心的役割を担うことができる．本事例のように，健康サポート薬局は，健康相談，病気の早期発見，プライマリケアの窓口としての役割が期待されている．

E 若年性認知症

65歳未満で発症する認知症を，若年性認知症という．ある調査[9]では，現在，わが国では約3.6万人の患者がいると推計されている．発症年齢は平均54.4歳で，大半は働き盛りの40～60代である．発症は，女性よりも男性に多い．アルツハイマー型が約50％，血管性が約15％である．

高齢者の認知症に比べて進行が速いことが若年性認知症の特徴とされており，治療や社会生活上での特有の課題が多いといわれている．その一つに，発症に気づきにくく，うつ病との見分けが難しいことが挙げられている．早く発見した方が治療の効果も高いので，早めに専門家に相談することがポイントである．うつ病と診断され，抗うつ薬で治療を受けて改善せず，あらためて検査したところ若年性認知症と判明することもよくある．

治療は，基本的には高齢者の認知症と同じで，病気の進行や症状を薬で抑え，適切なケア・介護などで行う．しかし，高齢者主体の現在の介護サービスでは世代が異なるので，なかなか馴染めないこともあるのが現状である．若年性認知症の患者はまだ若いので，体力もある．派手な症状，例えば徘徊や暴言を病気のせいだと片付けないで，本人の訴えに真摯に耳を傾け，寄り添う姿勢が大切である．

認知症の根本的な治療法がない現在，薬剤師は認知症の疑いがある患者をできるだけ早期に発見し，医学面，薬学面，介護面から総合的にサポートすることで，進行を遅らせ，患者本人のADLやQOLの改善を図ること，および介護する家族の健康も守ることが求められている．

（播本 高志）

●● 引用文献

1）日本神経学会：認知症疾患診療ガイドライン 2017．医学書院，2017．

2）日本精神科病院協会　高齢者対策・介護保険委員会編：老人性痴呆疾患の治療・介護マニュアル．ワールドプランニング，2004．

3）播本高志ほか：認知症ケアにおける基礎疾患と薬．中央法規出版，2005．

4）播本高志ほか：ケアにいかせる！　高齢者の病気と薬の知識．中央法規出版，2019．

5）厚生労働省：令和2年社会医療診療行為別統計の概況．〈https://www.mhlw.go.jp/toukei/saikin/hw/sinryo/tyosa20/〉

6）朝田　隆：都市部における認知症有病率と認知症の生活機能障害への対応．厚生労働科学研究費補助金　認知症対策総合研究事業 平成23年度～平成24年度総合研究報告書，2013．

7）Iwatsubo T, et al：Japanese and North American Alzheimer's Disease Neuroimaging Initiative studies：Harmonization for international trials. Alzheimers Dement, 14：1077-1087, 2018．

8）Petersen RC, et al：Mild cognitive impairment：clinical characterization and outcome. Arch Neurol, 56：303-308, 1999．

9）粟田主一ほか：若年性認知症の有病率・生活実態把握と多元的データ共有システム．〈https://www.tmghig.jp/research/AMED-research/〉

●● 参考文献

・播本高志ほか：高齢者ケア必携　よく使われる薬ハンドブック．中央法規出版，2014．

5 薬学管理に役立つ患者情報を収集する —フィジカルアセスメントと薬の効果・副作用の評価

A 薬剤師が行うフィジカルアセスメント

　在宅に関わる薬剤師の使命は，「患者に薬が合っているか，副作用は出ていないか」を，患者の症状や検査所見から評価することである．必要があれば家族からも情報を収集する．その上で，バイタルサインをチェックし五感を駆使した患者のフィジカルアセスメントを行う．問題があれば主治医へ疑義照会や処方提案を行い，在宅患者の生活の質を向上させる．

B バイタルサインのアセスメント

　バイタルサインは人間が生きている証を示すもので，脈拍，呼吸，血圧，体温，意識の5つからなる．患者の体調を確認する基本となるため，これらを評価して薬学管理につなげる．

脈拍 ‥‥‥

　脈拍は，心臓から送り出された血液を末梢の動脈（脈点）で拍動として触れることを指す．脈点には橈骨動脈や足背動脈を用いる（図1-15）[1]．脈拍数は脈点で1分間に触れた数値であり，成人の基準値は60〜99回/分である．まずは脈拍が規則的か不規則かを確認する．規則的なら脈拍数は心拍数と同じと考えてよい．不規則なら心房細動や心室性期外収縮を疑う．次に脈拍数が多いか（100回/分以上を頻脈）少ないか（60回/分未満を徐脈）を確認する．頻脈は発熱や疼痛，呼吸不全，心不全，心房細動，低血糖，貧血，甲状腺機能亢進症などで，徐脈は低体温，甲状腺機能低下症，洞不全症候群，房室ブロックなどでみられる．薬物性の頻脈はカテコラミン製剤，

a 橈骨動脈を用いた測定 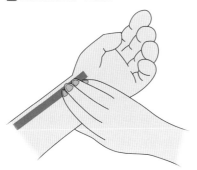 　　**b 足背動脈を用いた測定**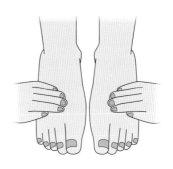

図1-15　脈拍数の測定
1. 患者を安静にさせ，これから脈拍を測定することを伝える．
2. 患者の動脈に薬剤師の第2・3指をあて，脈拍を確認する．
3. 脈拍が触知できれば，規則性があるかないかを確認する．
4. 規則性があれば，15秒数えて4倍または30秒数えて2倍し，1分間の脈拍数とする．
5. 不規則であれば，1分間測りその値を脈拍数とする．
6. 脈拍に左右差がないかどうかも確認する．

β刺激薬，気管支拡張薬，抗コリン薬などに，徐脈はβ遮断薬，ジギタリス製剤，ムスカリン受容体拮抗薬などで主にみられる．なお，パルスオキシメータからも脈拍数は測定できる．

事例27　三叉神経痛の高齢女性が突然意識を失った

　79歳女性．娘と二人暮らし．三叉神経痛にてカルバマゼピン400 mg/日を長期的に内服している．娘が薬をセットしてから仕事に行くが，定期的に訪問していた薬剤師がセットされた中身が空だったことに気づいた．その後の会話中に突然，患者が意識を失った．数秒後に意識は戻ったが，聞けば，最近もフワッとしたことがあったと言う．抗糖尿病薬の使用歴はなく，薬剤師がパルスオキシメータを装着すると，SpO_2は97 %，脈拍数は30〜40回/分を示した．血圧は110/80 mmHgだった．手足の動きはスムーズで，言葉も普通に話せた．

アセスメント！ ➡ 脈拍をチェックする

　一過性の意識消失発作をみれば，脳や心臓の病変に加え，薬剤性の低血糖を疑う．在宅ではパルスオキシメータや血圧計でバイタルサインのチェックを行う．本事例では，SpO_2と血圧の値は基準範囲内であったが，徐脈が確認された．なお，抗糖尿病薬は使用されておらず，薬剤性の低血糖ではない．片麻痺や言語障害もみられなかったため，一過性脳虚血発作も考えにくい．そこで，現病歴からカルバマゼピンによる徐脈を疑い，主治医と娘に報告した．娘が帰宅するまでに，再度，意識障害に陥る危険もあったため，救急車を手配した．

　後日，搬送先で測定されたカルバマゼピンの血中濃度が高値であったとの情報を主治医から得た．

One Point

　高齢者の三叉神経痛にカルバマゼピンが使用されることがある．漫然と数年〜数十年も投与され続けているケースもある．本薬剤の副作用に，徐脈や房室ブロックなどの伝導障害があるため[2]，血中濃度の定期的な測定の必要性を医師に伝えることが大切である．

　薬剤師が脈拍を確認することも重要である．健常人の脈拍の基準値は60〜100回/分である．患者の指にパルスオキシメータを挟むと，SpO_2と脈拍数を測定できる（→p.84）．

● 呼吸

　呼吸は，空気中の酸素を体内に取り込み，二酸化炭素を体外へ排出することを指す．これには，換気・拡散・血流の3要素が関与する．呼吸数は，息を吸って吐くまでの動作を1回と数え，1分間にどれだけこの動作が行えたかの数値である．成人の基準値は12〜20回/分である．まずは呼吸が規則的か不規則かを確認する．不規則なら主治医へすぐに連絡する．次に呼吸数が多いか（25回/分以上を頻呼吸）少ないか（10回/分未満を徐呼吸）を確認する．トリアージの場面では，呼吸数が30回/分以上または10回/未満で「赤」のタッグとなる[3]．頻呼吸は，肺炎や肺動脈血栓症をはじめ，急性腹症（十二指腸や虫垂炎の穿孔，胆石症からの胆管炎，心房細動による上腸間膜動脈血栓症など）でみられる．薬物性の頻呼吸は，末梢性ならびに中枢性呼吸刺激薬などで，徐呼吸はモルヒネなどの麻薬やトラマドールなどの非麻薬にみられるが，呼吸停止に注

意する．呼吸数以外にパルスオキシメータを用いたSpO_2の測定が有用である．成人の基準値は96％以上である．90％未満は呼吸不全を疑う．

事例28　発熱・咳があり薬を服用したが，3日経っても解熱しない

　80歳男性．骨髄異形成症候群・脊椎管狭窄症で自宅にてリハビリを行っている．3日前から38℃台の発熱，咳，咽頭痛，黄色痰，頭痛が出現し往診にて急性気管支炎と診断され，セフカペンピボキシル錠，アセトアミノフェン含有の総合感冒剤，アンブロキソール塩酸塩錠が処方された．薬剤師が訪問すると，苦しそうに，「熱が・・・続き・・・咳も・・・痰も・・・増えて・・・」と，途切れ途切れに話した．脈拍数は112回/分と速かった．SpO_2は95％，血圧は108/80 mmHgであった．

アセスメント！➡ 患者の話し方から呼吸数を推測する

　患者の話し方（発した言葉と息継ぎ）から，およその呼吸数が推定できる．例えば「熱が続いている・・・咳や痰も増えている・・・」と，文章ごとに息継ぎができれば20〜29回/分，「熱が・・・続き・・・」などの単語ごとの息継ぎであれば30回/分以上である．本事例は，3日間抗菌薬を内服したが，改善なく増悪傾向にある．発熱も続き頻脈もみられ，患者の話し方から呼吸数は30回/分以上あると推定されたので主治医へ連絡した．

One Point

　本患者は骨髄異形成症候群のために，免疫力が低下していると考えられる．処方されたセフカペンピボキシル錠は第三世代の経口セフェム系抗菌薬であり，市中肺炎の主な原因菌である肺炎球菌に対する抗菌力は第一世代のセフェム系やペニシリン系より弱い．さらに，第三世代の経口セフェム系はバイオアベイラビリティが低い．在宅でパルスオキシメータは非常に有用だが，SpO_2のみで呼吸状態を評価してはいけない．なぜなら，血中酸素濃度の低下は最初に呼吸数で代償され，その後にSpO_2が低下するからである．そのため，肺炎の重症度を示すCURB-65[4]や敗血症の指標であるSIRS[5]には呼吸数が含まれている．呼吸数は患者の話し方から類推することができる．

　発熱時は，食欲も低下する．経口摂取が不良の場合，ピボキシル基をもつ抗菌薬の投与による低カルニチン血症に伴う低血糖にも注意する[6]．さらに，発熱時は脱水にも注意する．これを補うには，経口補水液（OS-1ゼリーなど）を利用するとよい．

血圧

　血圧は血液が血管壁を押す圧力のことを指す．血圧には，収縮期血圧と拡張期血圧がある．収縮期血圧は左心室の収縮による血管壁にかかる最大の圧力を数値で示したもので，拡張期血圧は左室が拡張し大動脈弁が閉鎖した後に血管壁にかかる最小の圧力を数値で示したものである．血圧は心拍出量と末梢血管抵抗の積で表される．したがって，心拍出量が低下するか末梢血管が拡張すれば血圧は下がり，心拍出量が増えるか末梢血管抵抗が上昇すれば血圧は上がる．心拍出量の低下は出血や脱水で，末梢血管抵抗の上昇は動脈硬化により起こる．血圧は，1回のみの測定

ではなくトレンドで評価する．

血圧測定は，簡易血圧計でも可能である．その場合は手首より上腕にカフを巻くものがよい．寝たきりの患者では心臓と同じ高さに器具を置き測定する．器具が心臓より上にあれば実際より低めに，下なら高めに出る．なお，降圧薬の初期量は75歳以上の高齢者では常用量の半分から開始し，副作用に注意しつつ増量する．誤嚥性肺炎を繰り返す高齢者には，ACE阻害薬を第一選択として特に考慮する[7]．

事例29　ワルファリン服用患者が下血を訴える

80代女性．心房細動，脳梗塞，リンパ浮腫（卵巣がん術後），心不全，狭心症にて自宅で往診を受けている．定期薬としてワルファリンカリウム錠，フロセミド錠，ジルチアゼム塩酸塩徐放カプセル，ラベプラゾールナトリウム錠，エチゾラム錠，硝酸イソソルビドテープが処方されていた．1週間前から病巣の疼痛が出現し，頓用薬としてトラマドール塩酸塩・アセトアミノフェン配合錠，メフェナム酸カプセルが処方された．薬剤師が訪問した日の朝に下血があったとのことで，血圧を測定してみると最高血圧が90 mmHgと低かった．

アセスメント！➡ 鼻出血，口腔内出血，体表面の紫斑，下血の有無を確認する

下血があればショック（血圧の低下を伴う急性循環不全）に陥る危険があり，まず血圧測定を行う．ワルファリンは種々の薬物と相互作用があるため，ワルファリンの作用が増強すれば出血をきたす．ワルファリン投与中の患者を訪問した際には，鼻出血，口腔内出血，体表面の紫斑，下血の有無を確認する．本事例では病巣の疼痛に対して処方された頓用薬がワルファリンの作用を増強して，下血を引き起こした可能性がある．最高血圧も90 mmHgと低かったため，すぐに主治医へ連絡し緊急入院となった．

One Point

下血とは消化管からの出血のことで，黒色便と血便に分けられる．この色調から出血部位が推測できる．黒色なら肛門から遠い胃や十二指腸から，血便なら肛門に近い部位である．1.5 L以上の出血が起これば収縮期血圧は80 mmHg未満となるため[8]，下血をみたら必ず血圧を測定する．

また，ワルファリンとNSAIDsを併用すると，ワルファリンの作用が増強する．ワルファリンのコントロールには血液凝固能〔プロトロンビン時間－国際標準化比(prothrombin time-international normalized ratio; PT－INR)〕を確認する．80代の患者であれば，PT－INR 1.6〜2.6を目標にコントロールする．なお，70歳未満は2〜3が目標となる．

本事例では頓用薬投与後のPT－INRは測定されていなかったが，緊急入院後のPT－INRは治療域を超えていた．PT－INRが4〜5以上になると出血の危険性があるため，定期的なモニタリングを提案する．がん患者の疼痛コントロール目的に用いるオキシコドンや高用量（3,000 mg以上/日）のアセトアミノフェン併用の際にも，ワルファリンの効果は増強する[9,10]．また，ワルファリン治療中にCOVID-19感染による発熱で，解熱剤使用後に下血をみた報告もある[11]．なお，緊急処置を要する出血にはビタミンK製剤の静注が必要となる．

体温

体温は，大動脈の血液の温度を指す．大動脈での測定が難しいので，腋窩や口腔内で代用する．成人の基準値は36.5℃±0.5℃である．

一般に，体温が0.5℃上昇すれば，脈拍は1分間に10回増える[8]．しかし，体温が上昇しても，脈拍が増加しない場合がある．これを「比較的徐脈」と呼び，レジオネラ肺炎，悪性腫瘍，薬剤熱などにみられる．レジオネラ肺炎は他の細菌性肺炎と症状の差異はみられないが，β-ラクタム系の抗菌薬は無効である．高齢者は皮膚の熱電導度が低いため，体温は一般に低い．さらに体温調節機能も低下しているため，感染症を併発しても39℃以上の発熱を示さない場合もあり，注意が必要である．

なお，発熱時にはNSAIDsよりアセトアミノフェンの使用を優先する．

意識

意識は，覚醒していることと，自分自身および周囲の状況が認識できていることの2つを指す．前者の覚醒の状態は，Japan Coma Scale（JCS）やGlasgow Coma Scale（GCS）で判断する．後者は話の内容や行動に整合性があるかを確認する．話の内容や行動に整合性がみられない場合はせん妄を疑う．せん妄は，日内変動がみられる一過性の見当識障害とされるが，興奮や幻覚を伴う過活動型，周囲への関心が薄れ言葉数が少なくなる低活動型，その両者がみられる中間型に分けられる[12]．これらの意識の変容を起こす薬物にはベンゾジアゼピン系の薬物が多いが，認知症に用いられるドネペジルの易怒性や興奮性，メマンチンの過鎮静にも注意する．

C 五感や薬剤師目線からのアセスメント

患者の様子を，薬剤師の五感を用いて十分に観察を行い，普段の様子と比較することで，薬学管理につなげる．また，薬剤師目線から処方薬のアセスメントを行う．

不随意運動

不随意運動は，本人が意図しないにもかかわらず，身体の各部位に姿勢の異常や運動障害がみられることを指す．手指のリズミカルなふるえの振戦，口唇や舌の律動的な反復運動であるジスキネジア，じっとしていられないアカシジアは目で見てもわかりやすい．

不随意運動は器質的な疾患だけでなく，薬物によっても生じる．片側性の振戦はパーキンソン病に多く，左右対称性の振戦は主に薬剤性である．振戦を生じる薬物には抗てんかん薬（バルプロ酸・フェニトイン），気分安定薬（炭酸リチウム），β刺激薬，中枢性交感神経抑制薬（メチルドパ水和物）などがある．遅発性ジスキネジアを生じる薬物には抗精神病薬（クロルプロマジン・ハロペリドール・スルピリド・リスペリドン・クエチアピン），ドパミン受容体拮抗薬（メトクロプラミド・スルピリド），三環系抗うつ薬がある[13]．内服から最低3ヵ月以上経ってから起こる．

事例30　降圧薬を服用したら振戦が出現した

　68歳女性．25歳の時に双極性障害を発症し投薬を受け，10年前からは炭酸リチウム600mg/日を処方されており状態は落ち着いている．2年前から外出すると体調不良になるため往診で投薬を受け，薬剤師が定期的に訪問していた．1年前から高血圧を指摘され食事指導や室内での運動指導を受けたが改善せず，アジルサルタン20mg/日の投与が開始された．投与2週目の訪問では異常なかったが，投与4週目の訪問で，3週目頃から両手指のふるえがみられるとのことで，薬剤師が手指をみると両側に不規則な震えを認めた．

アセスメント！➡ 定期的な血中濃度測定を提案する

　振戦をみたら，片側性の場合はパーキンソン病を，両側性の場合は薬剤性を疑う．本事例は両側性であり，高血圧に投与されたARBが炭酸リチウムの血中濃度を上昇させ，振戦を引き起こしたと考え主治医へ連絡した．アジルサルタンの内服は中止したが，併用後に血中リチウム濃度を1回も測定していないことに気づいた．そのため炭酸リチウムに他薬を併用した場合は，定期的な血中濃度測定を提案した．

One Point

　加齢に伴うポリファーマシーは種々の領域で問題となる．精神の疾患は若年発症が多い．そのため，抗精神病薬を長年内服していて，新たな疾患で薬が追加処方された場合，薬物相互作用が問題となる．炭酸リチウムは双極性障害の第一選択薬であるが，有効血中濃度が狭く容易に中毒を起こしやすい．振戦は投与患者の約25％にみられ，早期から両側性に出現する[14]．ARBやACE阻害薬と併用すると，これらの薬物がアルドステロン分泌を抑制し，ナトリウム排泄を促進することにより，腎の尿細管におけるリチウムの再吸収が代償的に促進され，リチウム濃度が上昇する[15]．カルシウム拮抗薬や利尿薬併用でも同様である．リチウム投与時は，振戦，徐脈，口渇・多飲・多尿（腎性尿崩症），体重増加，認知障害，甲状腺機能低下症，副甲状腺機能亢進症，皮膚症状，けいれん，意識障害に注意する．難治性振戦には，β遮断薬やプリミドンが有効である．

● 浮腫

　浮腫は皮膚のむくみを指す．患者の足背や脛骨前面を5秒間指で圧迫し，圧迫解除後にくぼみがあれば浮腫ありと評価する（図1-16）[1]．食事量の低下による低タンパク血症や心不全，腎不全，ネフローゼ，肝硬変，深部静脈血栓症など種々の原因でみられる．甲状腺機能低下症の浮腫は，ムコ多糖の沈着によるもので，圧痕はみられない．薬物では，カルシウム拮抗薬，ステロイド薬やチアゾリジン薬でみられる．ACE阻害薬による口唇や舌の血管性浮腫にも注意する．浮腫に息切れや呼吸困難，疲労感を伴えば，心不全を疑う．

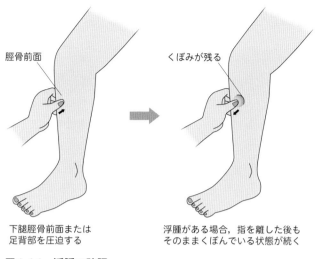

胫骨前面

くぼみが残る

下腿脛骨前面または
足背部を圧迫する

浮腫がある場合，指を離した後も
そのままくぼんでいる状態が続く

図1-16　浮腫の確認

事例31　利尿薬を追加しても浮腫が改善しない

　80代女性．脳梗塞，高血圧，心不全，変形性股関節症，変形性膝関節症，過活動膀胱と診断されており，ワルファリンカリウム錠，バイアスピリン錠，カンデサルタンシレキセチル錠，カルベジロール錠，コハク酸ソリフェナシン錠が処方されていた．脳梗塞の後遺症で，左半身に麻痺がある．3年前からアムロジピンベシル酸塩口腔内崩壊錠が追加され，2ヵ月前から増量している．

　薬剤師が訪問すると，最近，両下肢に浮腫が出現し利尿薬（トラセミド錠）が追加になったとのことだった．食べることが好きで，よく間食もする．その上，左半身機能低下でほとんど動かないため体重増加傾向にある．心不全は落ち着いている．

アセスメント！➡ 薬剤性浮腫の可能性を検討する

　浮腫は麻痺側に強いものの両側下肢にみられている．利尿薬は効果がなく，浮腫は改善されていない．心不全症状は落ち着いていることから，この浮腫は3年前から処方されているカルシウム拮抗薬のさらなる増量による副作用の可能性が考えられた．主治医へ報告したところ，アムロジピンが中止され，その後浮腫の改善をみた．なお，麻痺側には弾性ストッキングの着用を勧めた．

One Point

　ジヒドロピリジン系のカルシウム拮抗薬は，細静脈よりも細動脈に対して強く血管拡張作用を示す．そのため細動脈の拡張に細静脈が伴わず，毛細血管内圧が上昇して浮腫を生じる．この浮腫は，低用量より高用量の場合に多く出現し，遅発性にみられるとの報告もある[16]．

　浮腫は新たな病態の出現と誤認されやすい．薬剤性の浮腫にはループ利尿薬の効果は乏しいにもかかわらず，処方されてしまうことが多い．ループ利尿薬の処方割合は他の利尿薬より2倍以上多く，それによる転倒や腎障害が問題となる[17]．このようなカスケード処方を防ぐには丁寧な情報収集を行い，該当する薬剤の中止とともに原疾患に対する治療薬の変更を提案する．なお，カルシウム拮抗薬使用時には歯肉肥厚にも注意する．

事例32　患者が「最近息切れする」と訴える

　80代男性．先天性股関節脱臼があり自宅で療養している．陳旧性心筋梗塞，高血圧症にて，抗血小板薬，ACE阻害薬や抗コレステロール薬に加え60歳の頃からアムロジピンベシル酸塩錠の内服を行っている．最近，下肢のむくみがみられたため利尿薬が追加になった．薬剤師が訪問してみると，下肢は相変わらずむくんでおり，利尿薬の効果はそれほどみられていないようだった．血圧を測ると，それまでコントロールされていた血圧は150/90 mmHgと少し上がってきている．最近息切れすることが多いという．また，食事量は変わらないのに，体重が1週間ほどで3 kgも増えた．下肢のむくみは，本人の弁では「間食が増えて肥えてきたから」とのことだった．

━■━ アセスメント！➡ 心不全症状をチェックする

　「下肢のむくみ」を「肥満」と勘違いする患者も少なくない．そのため「浮腫」とは何かを「患者の脛骨前面を5秒間指で圧迫し，圧迫解除後にくぼみを観察する」ことで，肥満との差異を認識してもらった．さらに，「夜間就寝後に息切れがして目が覚めないか？」「その際，上半身を起こすと呼吸が楽になるか？」などを尋ねたところ，両方とも当てはまるようだった．カルシウム拮抗薬の副作用にも下肢の浮腫があるが，20年という長期間の使用歴があることから考えにくい．本事例では，浮腫に加え息切れという呼吸器症状の出現から心不全を併発している可能性があり，医師に連絡した．

━■━ One Point

　心不全では，全身に十分な血液を送り出せなくなるため水分が体内に貯まり，下肢のむくみや体重の急激な増加に加え息切れがみられる．心不全に伴う症状は，就寝後の息苦しさ（発作性夜間呼吸困難）や上半身を起こすことで呼吸が楽になること（起坐呼吸）にて確認する．本事例では，利尿薬の増量，ARBやβ遮断薬の追加投与が必要と思われる．治療に用いるβ遮断薬は少量から開始し，70回/分未満を目標とする[18]．この目標心拍数は，橈骨動脈による脈拍数の測定またはパルスオキシメータでも確認できる．

● 脱水

　脱水は体内の水分が失われることを指す．手背の皮膚をつまみ上げた後すぐに離すと，通常は速やかに元に戻るが，戻りが遅ければ脱水ありと評価する（図1-17）．これを「皮膚の張り（turgor）が低下している」といい，脱水の指標となる[1]．

　高齢者では種々の原因で脱水傾向になりやすい．飲水量の不足をはじめ，薬物では，緩下剤による下痢，利尿薬やSGLT 2阻害薬による体液喪失などに注意する．

● 排便

　便の評価には，ブリストルスケール（→p.78，図1-21）[19]を用いる．便秘は高齢男女共通の問題である．したがって，薬剤師には適切な下剤の使用のアドバイスが求められる．下剤の効果もブリストルスケールを用いて評価する．さらにワルファリンや直接経口抗凝固薬（direct oral anticoagulant；DOAC）使用者での下血にも注意する．

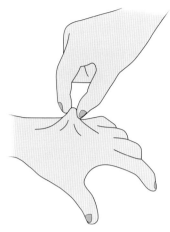

手背の皮膚をつまみ上げた後すぐに離すと，
通常は速やかに元に戻る．戻りが遅ければ
脱水ありと判断する．

図1-17　脱水の確認

事例33　下剤を服用しているのに便秘が増悪した

　80代女性．糖尿病，高血圧症，慢性動脈閉塞症，脂質異常症，食道胃逆流症で歩行困難のために在宅医療を受けている．元来便秘傾向のため，アロエ，ダイオウ，センノシド，ピコスルファート，酸化マグネシウムなどが投与されていた．薬剤師が訪問すると，これまで排便は1日おきにみられたが，最近は1週間に2回と減り，排便時は努責しないと出にくいとのことだった．現在の緩下剤は酸化マグネシウムとピコサジル坐剤が処方されている．訪問看護師の記録を見ると，血圧は140/90 mmHg，1ヵ月前の血液検査では血糖130 mg/dL，HbA1c 7.0 %，T-chol 260 mg/dLであった．

アセスメント！➡ ブリストルスケールで便の状態を評価する

　便秘を引き起こす薬剤のチェックを行い，ブリストルスケールで便の状態を評価した．まず残薬確認を行ったが，便秘を引き起こす薬の処方は見当たらなかった．次に患者に便の性状を尋ねると，コロコロした固い便とのことで，ブリストルスケールのType 1に相当した．さらに，排便困難症状もみられていた．

　すでに刺激性下剤や機械性下剤が投与されており，血液検査の結果からはT-cholの値が高いため，主治医にエロビキシバットを処方提案した．

One Point

　便秘の場合，抗コリン薬や麻薬など薬剤の副作用の有無をチェックする．また，腹痛や腹部膨満感，血便や黒色便の有無を尋ね，これらの異常があれば主治医へ連絡する．

　刺激性下剤は作用発現が早いが，連用により耐性を生じる．機械性下剤は連用による耐性は少ないが，作用発現まで時間がかかり効果も弱い．ルビプロストンやリナクロチドは小腸内への水分を増やし，エロビキシバットは回腸で胆汁酸の再吸収を阻害し，ナルデメジンはオピオイド誘発性の便秘

を改善する．エロビキシバットの投与で血清エレステロールは10％程度低下するとの報告がある[20]．

下剤の評価にもブリストルスケールを用いる．下剤を用いて，Type 6・7の便がみられた場合には減量し，Type 3〜5の排便が得られれば有効とする．便秘時には，水分の補給を行えば良いと考えがちだが，いくら水分を補っても，腸蠕動を亢進させなければ排便はみられない．高齢者はサブクリニカルな心不全を合併していることもあり，過剰な水分補給は心不全を悪化させるので，水分出納には注意する．

顔　色

顔色は，眼瞼・眼球結膜で評価する．顔色が青白い場合は，眼瞼結膜（図1-18）を確認する．縁よりも結膜の赤みが強い場合は正常である．縁と結膜が同じくらい白い場合は，血中ヘモグロビン値が10 g/dL未満の貧血であることが多い．貧血は慢性出血や血液疾患，化学療法後の骨髄抑制時に出現する．また，薬剤性の貧血は，抗菌薬，抗結核薬，抗がん薬をはじめリバビリン，メチルドパ，レボドパなどの薬物でもみられる[21]．顔色が青白く，さらに冷汗などの交感神経症状を伴えば，心筋梗塞や大量出血（消化管出血など）の可能性と，インスリンや経口血糖降下薬による低血糖を疑う．

顔色が黄色い場合，眼球結膜の黄染を確認する．この部位に黄染があれば血中の総ビリルビンが2 mg/dL以上であることが多い．高齢者で黄疸をみた場合は，総胆管がんや膵頭部がんなどの胆道閉塞をきたす疾患を疑う．

関　節

関節は，関節部位で評価する．手指の関節は，爪から数えて最初の関節を遠位指節間関節（DIP関節），2番目の関節を近位指節間関節（PIP関節），指の付け根の関節を中手指節間関節（MP関節）という（図1-19）．加齢に伴う変形性関節症はDIP関節に，関節リウマチによる関節の変形は

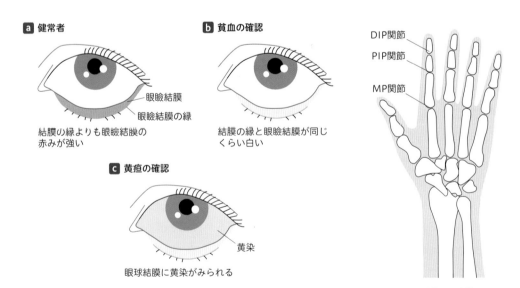

a 健常者
眼瞼結膜
眼瞼結膜の縁
結膜の縁よりも眼瞼結膜の赤みが強い

b 貧血の確認
結膜の縁と眼瞼結膜が同じくらい白い

c 黄疸の確認
黄染
眼球結膜に黄染がみられる

図1-18　貧血および黄疸の確認

DIP関節
PIP関節
MP関節

図1-19　手指の関節

PIP関節やMP関節にみられる．関節の変形が強くなると，PTPシートからの取り出しや一包化された薬袋を破ることもできなくなる．

（白川 晶一）

● ● 引用文献

1) Bickley LSほか著, 福井次矢ほか日本語版監：ベイツ診察法. メディカル・サイエンス・インターナショナル, 2008.

2) 徳武大輔ほか：高用量カルバマゼピンの長期投与による洞不全症候群を呈した高齢者の1症例. 第316回日本内科学会九州地方会, 2017.

3) 木野毅彦ほか：トリアージ(START法). エマージェンシー・ケア, 25：250-251, 2012.

4) Lim WS et al：Defining community acquired pneumonia severity on presentation to hospital：an international derivation and validation study. Thorax, 58：377-382, 2003.

5) 日本集中治療医学会, 日本救急医学会：日本版敗血症診療ガイドライン2020.

6) 谷川真依子ほか：塩酸セフカペンピボキシル投与により高齢者に低血糖を起こした1例. 医学検査, 62：290-292, 2013.

7) 日本高血圧学会：高血圧治療ガイドライン2019. ライフサイエンス出版, 2019.

8) 徳田安春 監, 聖路加国際病院内科チーフレジデントほか編：カンファレンスで学ぶ診断力向上の極意. 日経BP社, 2010.

9) 内藤隆文：疼痛治療薬使用時に注意すべき薬物相互作用. 月刊薬事, 61：663-666, 2019.

10) 尾崎正和ほか：高用量アセトアミノフェンとワルファリンの併用によりPT-INRの著明な延長をきたした2症例の検討. 医療薬学, 43：223-229, 2017.

11) Trevisan C, et al：Labile PT-INR in a Covid-19 Patient Under Long-term Vitamin K Antagonist Therapy：a Case Report. SN Compr Clin Med, 2：1680-1682, 2020.

12) Meagher D, et al：A new data-based motor substyle schema for delirium. J Neuropsychiatry Clin Neurosci, 20：185-193, 2008.

13) 野崎一朗ほか：代表的な薬剤性中枢神経障害. 医学のあゆみ, 251：773-780, 2014.

14) Gitlin M：Lithium side effects and toxicity：prevalence and management strategies. Int J Bipolar Disord, 4：27, 2016.

15) 林 祐一ほか：持続性アンジオテンシンIIタイプI受容体拮抗薬の投与に伴い慢性リチウム中毒を呈した高齢者の1例. 日老医誌, 53：244-249, 2016.

16) 池上亜希子ほか：両下腿の浮腫を主訴に受診した78歳女性. 日本医事新報, 5025：1-2, 2020.

17) Savage RD et al：Evaluation of a Common Prescribing Cascade of Calcium Channel Blockers and Diuretics in Older Adults With Hypertension. JAMA Intern Med, 180：643-651, 2020.

18) 村川裕二：むかしの頭で診ていませんか？循環器診療をスッキリまとめました. 南江堂, 2015.

19) Lewis SJ, et al：Stool form scale as a useful guide to intestinal transit time. Scand J Gastroenterol, 32：920-924, 1997.

20) 福土 審ほか：慢性便秘の治療—上皮機能変容薬, 胆汁酸トランスポーター阻害薬の使い分け—. 日内会誌, 108：46-54, 2019.

21) 本村小百合：薬剤性貧血. 日本臨床, 77（増刊号4）：170-175, 2019.

6 患者の「つらい状態」をサポートする

A がん患者の痛みをサポートする

　在宅医療を行う患者の疾患はさまざまであり，患者が疾患による痛みを訴えることも多い．呼吸器疾患や神経難病，心不全などで痛みを訴える患者もいるが，本項ではがん患者が訴える痛みに焦点を当てて解説する．

　がん患者の抱える痛みは，必ずしもがんの痛みだけとは限らない．疼痛コントロールを行うにあたっては，まず痛みの原因を把握する必要がある．痛みの原因は，大きくがんによる痛み，が

表1-18　痛みの分類

痛 み	具体例
がんによる痛み	侵害受容性疼痛，神経障害性疼痛
がん治療による痛み	術後症候群，化学療法誘発末梢神経障害性疼痛，放射線照射後疼痛症候群
がんやがん治療と直接関連のない痛み	もともと患者が抱えていた痛み（腰痛症や変形性膝関節症など），帯状疱疹，胃潰瘍など新たに発現した痛み，褥瘡の痛み，がんにより二次的に生じた痛み（廃用症候群による筋肉痛など）

（文献1を参考に著者作成）

表1-19　がんによる痛みの種類と特徴

a 痛みの性質による分類

種 類		特 徴	対 応
侵害受容性疼痛	内臓痛	● 腹部腫瘍の痛みなど，局在があいまいな鈍い痛みで，ズーンと重い痛みである ● 強い痛みではないが，重だるい感じ ● 随伴症状として悪心・嘔吐や発汗などを伴うことがある	● オピオイドが効きやすい
	体性痛	● 骨転移など，局在のはっきりした明確な痛みで，ズキッとする痛みである	● 非オピオイド鎮痛薬やオピオイドが効きやすい ● 体動時に痛みが増強することがあり，突出痛に対するレスキュー薬の使用も重要である
神経障害性疼痛		● 痛覚を伝える神経の直接的な損傷や，これらの神経の疾患に起因する痛みである ● 障害された神経領域にさまざまな痛みや感覚異常が発生する ● 痛みを伴う部位は広範囲であることが多く，「しびれを伴う痛み」，「灼けるような痛み」，「電気が走ったような痛み」と表現される	● 非オピオイド鎮痛薬やオピオイドでは不十分 ● 難治性で鎮痛補助薬を必要とすることが多い

b 痛みのパターンによる分類

種 類	特 徴	対 応
持続痛	● 1日の大半を占める持続的な痛み	● 嘔気・眠気を生じない範囲でオピオイドを増量する
突出痛	● 普段の痛みは落ち着いているが，1日に数回強い痛みがある	● レスキュー薬を使って対応する

（文献1を参考に著者作成）

ん治療による痛み，がんやがん治療と直接関連のない痛みの3つに分けられる（**表1-18**）．また，がんによる痛みはさらに分類され，それぞれの痛みに応じた治療法を選択する（**表1-19**）．

痛みの強さの評価

痛みの強さの評価とは，患者の自覚症状としての痛みの強さや生活への影響，治療効果を評価するものである．患者の自覚症状については，痛みの強さを数値化したスケールであるNumeric Rating Scale（NRS）やFace Pain Scale（FPS）を使って患者に伝えてもらう（**図1-20**）．患者自身による評価は，患者が目指す疼痛コントロールの目標を確認することができる．また，患者による効果判定は継続アセスメントを行う上で重要な情報となる．

• NRS

痛みを数値化して患者に評価してもらう．0は「痛みが全く痛みなし」，10は「考えられるなかで最悪の痛み」として，今の痛みがどのくらいかを患者に問う．なお，「がん疼痛の薬物療法に関するガイドライン（2020年版）」[1]では，1〜3を軽度，4〜6を中等度，7〜10を高度の痛みと定めている．

• FPS

笑顔〜泣いている顔の6種類の表情から，現在の痛みに一番近いものを患者に選んでもらう．小児や高齢者に用いることが多い．

痛みの治療

がん疼痛治療には「WHO方式がん疼痛治療法」が用いられる．WHO方式では，治療の目標を「患者にとって許容可能な生活の質を維持できるレベルまで痛みを軽減すること」としている．また，生活の改善については「夜間の睡眠時に痛みで目覚めない状態（夜間の睡眠が確保できる）」，「日中の安静時に痛みがない状態（坐位で食事が摂れるなど作業ができるようになる）」，「起立時や体動時に痛みがない状態（移動が楽になる）」といった段階的な目標を設けると，患者の積極的な治療参加につながると示している．

痛みの治療は鎮痛薬の使用が中心となるが，その選択については，痛みの強さに適した鎮痛薬を使用することが推奨されている．軽度の痛みに対しては，非オピオイド鎮痛薬（NSAIDs）もし

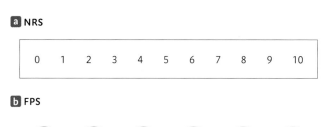

a NRS

| 0 | 1 | 2 | 3 | 4 | 5 | 6 | 7 | 8 | 9 | 10 |

b FPS

図1-20　**NRSとFPS**

くはアセトアミノフェンを開始する．中等度以上の痛みに対しては，NSAIDsやアセトアミノフェンを単独で使用すべきではなく，痛みの強さの評価によりオピオイド（モルヒネ・フェンタニル・オキシコドン・タペンタドール・ヒドロモルフォン）の導入を検討する．オピオイドの選択は，患者の状況に応じて異なる．どのオピオイドが最も良いかは推奨されていない．なお，これらのオピオイドで管理が困難な症例に対しては，メサドンの導入も考慮する．

抗がん薬治療や放射線治療，神経ブロックなどにより痛みが減弱した場合には，鎮痛薬の減量・中止が可能となる．オピオイドの適応は，痛みの強さと原因で決定されるべきであり，生命予後の長短を考慮する必要はない．

ただし，オピオイドの導入に際しては医療者の考えだけで決定するのではなく，患者・家族の思いも確認する必要がある．また，導入に際しては，疼痛コントロールの必要性なども指導する．

● オピオイド選択のポイント

現在の「WHO方式がん疼痛治療法」では，オピオイドの選択について，がんに関連した疼痛を有する成人（高齢者を含む）や青年に対して，効果的で安全な疼痛コントロールの維持を目標に，臨床上の評価や疼痛の強度に応じて，疼痛緩和を維持するためにはあらゆる種類のオピオイドの使用を考慮してよいと推奨している（強い推奨，質の低いエビデンス）．また，考慮すべき点として①経口的に（by mouth），②時刻を決めて規則正しく（by the clock），③患者ごとの個別的な量で（for the individual），④その上で細かい配慮を（with attention to detail）という「鎮痛薬使用の4原則」が示されている．

がんの痛みに使用する鎮痛薬は，用量調節が容易であり，安定した血中濃度が得られる経口剤を選択すべきである．経口投与のメリットは，投与経路が最も簡便で，患者自身が管理できることであり，このことは患者の服薬アドヒアランス維持にもつながる．しかし，消化管閉塞や悪心・嘔吐などの消化器症状が強い場合，嚥下困難な場合には経口投与は推奨できない．そのような場合は他の投与経路（剤形）を検討する．

経口投与以外であれば経皮，直腸，注射での投与があり，対応する剤形としては貼付剤，坐剤，注射剤などが挙げられる．錠剤でも，舌下錠やバッカル錠などの剤形も開発されており，経口摂取困難な場合でも使用可能となっている．

オピオイド選択にあたっては，各種製剤の特徴も把握しておく必要がある．それぞれの特徴を表1-20にまとめる．突出痛の治療にモルヒネやオキシコドンなどの速放性製剤が用いられてきたが，これらは短時間作用型オピオイド（short acting opioid；SAO）と呼ばれる．その効果発現時間は約30分程度で，最大効果は約1時間後である．効果持続時間は数時間である．したがってこれらの製剤では，最も痛みが強い時に効果が弱く，痛みが消失した後にも薬の効果が残り，眠気が残る可能性がある．一方，フェンタニルレスキュー製剤は即放性オピオイド（rapid onset opioid；ROO）と呼ばれ，効果発現時間は10〜15分と速く，持続時間は1〜2時間である．これは突出痛のピークに近いところで鎮痛効果を発現し，痛みが消失した後には薬剤の影響がより少なく設計されている．

表1-20 オピオイドの各種製剤の特徴

成分名	剤形	特徴
モルヒネ	錠剤（速放性，徐放性），カプセル剤（徐放性），細粒（徐放性），末（速放性），内服液（速放性），坐剤，注射剤（静脈内，皮下，硬膜外，クモ膜下）	● GFR＜30の場合は禁忌. ● 呼吸困難に対して効果がある. ● 注射剤に4％の高濃度製剤があるため，ルートの確保が困難でも持続皮下注射で対応可能である．また，薬局での薬液準備も数日分まとめてできる.
オキシコドン	錠剤（徐放性），カプセル剤（徐放性），散剤（速放性），内用液（速放性），注射剤（静脈内，皮下）	● 用量の少ない経口製剤がある. ● 代謝物であるオキシモルフォンは鎮痛活性があるが，生成量が微量のためオキシコドン製剤は軽度の腎機能障害時には使用可. ● 乱用防止製剤がある.
フェンタニル	バッカル錠（速放性），舌下錠（速放性），注射剤（静脈内，硬膜外，クモ膜下），貼付剤（徐放性）	● 貼付剤，舌下錠やバッカル錠などの速放性製剤があるため，経口摂取不可の患者も使用できる. ● フェンタニルレスキュー製剤は即放性オピオイド（ROO）と呼ばれる.
トラマドール	錠剤（速放性，徐放性），注射剤（筋肉内）	● 麻薬ではなく劇薬である. ● OD錠があるため嚥下低下時にも使いやすい. ● オピオイドに抵抗のある患者や腎機能・肝機能が低下している患者，高齢者などには強オピオイド導入前に使用可能である. ● アセトアミノフェン製剤との合剤がある.
タペンタドール	錠剤（徐放性）	● 不正使用防止を目的にポリエチレンオキサイドが使用された錠剤（tamper-resistant formulation；TRF）で，ハンマーを使用しても壊れない構造になっている. ● 徐放性製剤しかないので，疼痛増強時のレスキュー薬としては他のオピオイドの速放製剤を使用する.
メサドン	錠剤（速放性）	● 神経障害性を伴う難治性がん疼痛にのみ使用する. ● 使用できる処方医は限定されていて，流通も規制がある.
ヒドロモルフォン	錠剤（速放性，徐放性），注射剤（静脈内，皮下）	● 2017年7月に発売となった最も新しいオピオイド鎮痛薬である. ● 速放性製剤と徐放性製剤があるが，ともに剤形は錠剤である.

● オピオイドを使用しているのに痛みが持続している場合の対応

オピオイドの効果の評価は，使用薬剤の薬物動態を考慮し，最高血中濃度到達時間における鎮痛効果や副作用，最低血中濃度時点での鎮痛効果で行う.

● 効果がまったくない場合

オピオイドの増量を考慮する．その際，副作用発現状況の確認も必要である．また，生じている痛みがオピオイドに反応する痛みかどうかを確認したい場合は，レスキュードースの増量を行い，効果を確認した後，定時投与量の増量を行うのも手段の一つである.

● 効果が不十分な場合

副作用の発現状況を確認し，副作用がないか，もしくはコントロールできている場合はオピオイドの増量を行う．オピオイドの増量時は，効果があがることより用量が増えることに不安を感じる患者もいるため，薬剤に対する不安を確認しながら，適正量に向けた用量調節を患者とともに行っていく.

● 増量後も効果が不十分な場合や，効果の実感がなく副作用のみが強く発現する場合

オピオイドスイッチング，投与経路の変更，あるいは鎮痛補助薬*の使用を検討する．オピオ

＊：主たる薬理作用には鎮痛作用を有しないが，鎮痛薬と併用することによって鎮痛効果を高め，特定の状況下で鎮痛効果を発揮する薬物.

イドスイッチングは「オピオイドの副作用により鎮痛効果を得るだけのオピオイドを投与できない時や，鎮痛効果が不十分時に，投与中のオピオイドから他のオピオイドに変更すること」と定義されている[1]．

オピオイドスイッチングを行う場合は，本当にオピオイドの切り替えが必要であるかどうかを，治療状況と患者の状態から十分にチェックしておく必要がある．例えば，「オピオイドが効きにくい痛みではないか？」をチェックする．具体的には，アセトアミノフェンやNSAIDsなどが使用されているか，鎮痛補助薬など併用されているかなどを確認する．また，「十分な増量が行われているか？」も確認する必要がある．量が不十分であれば，まず増量を検討することが推奨される．

「オピオイドの血中濃度が下がる要因はないか？」も確認したい．具体的には，サードスペース[*1]の水分貯留，連続的ドレナージ[*2]，下痢症状などの発現がないかを確認する．さらに，「便秘・下痢・嘔吐などに伴う吸収障害はないか」といった要因についても検討する．

これらを確認し，必要と判断した場合にオピオイドスイッチングを行う．

● オピオイドの副作用への対応

オピオイドの主な副作用といえば，悪心・嘔吐，便秘，眠気の3つが挙げられる．その他に，せん妄，搔痒感，排尿障害などがみられる．副作用が生じた時は，症状の原因を評価し，治療を開始する．オピオイドによる副作用とその対策を表1-21に示す．

（笠原 庸子）

Ｂ 睡眠障害をサポートする

睡眠障害とは，睡眠に何らかの問題がある状態をいう．うつ病や睡眠時無呼吸症候群，レストレスレッグス症候群といった精神的・身体的な病気からくるものから，薬によって引き起こされるものまでさまざまである．一つの原因や病気だけでなく，いくつかの要因が重なって起きることが多い．

睡眠障害の主な自覚症状は，①不眠，②過眠，③就寝時の異常感覚，④睡眠・覚醒リズムの問題の4つに大きく分けられるが[3]，本項では最も代表的な症状である不眠について取り上げる．不眠の症状には，①入眠障害，②中途覚醒，③早朝覚醒，④熟眠障害の4つのタイプがある．これらの症状が週2回以上発生し，かつ1ヵ月以上継続した場合を不眠症という．本項では，在宅でよくみられる高齢者の不眠について主に解説する．

＊1：細胞内（ファーストスペース）と血管内（セカンドスペース）以外のスペースのこと．生体は，外傷や手術などの侵襲（ストレス）を受けると生体炎症反応やストレスホルモン分泌によって血管透過性が亢進され，通常は血管にとどまっているはずの水やナトリウムイオンが血管外へ漏出し，細胞内でも血管内でもない場所に溜まる現象が起こる．それらが貯留している部分をサードスペースと呼ぶ．
＊2：体内に貯留した炎症産物や不要物質（血液，膿，滲出液，消化液，空気など）を体外へ排出する方法．

表1-21 オピオイドによる副作用の特徴と対策

副作用	特 徴	対 策
悪心・嘔吐	● オピオイド投与初期や増量時にみられる. ● 30%程度の患者に発現し,服用後数日から1週間程度で症状が治まる.	● オピオイドの減量・変更を行う. ● 制吐薬の投与を行う.体動時にふらつき感を伴って嘔気が起こる場合は抗ヒスタミン薬,食後に嘔気がする場合は消化管蠕動促進薬(メトクロプラミド,ドンペリドンなど),1日中嘔気がする場合はドーパミン受容体拮抗作用のある薬剤(ハロペリドールなど)を投与する. ● オピオイド以外の原因を確認する.高カルシウム血症は,悪心・嘔吐・眠気が主な症状であり,オピオイドの副作用と混同して見逃されやすい. ● 症状軽減を期待し,「モルヒネ製剤→オキシコドン,ヒドロモルフォン製剤」や「モルヒネ,オキシコドン,ヒドロモルフォン製剤→フェンタニル製剤・タペンタドール」などのオピオイドスイッチングを行う. ● 内服薬,貼付剤から注射剤などへの投与経路の変更や,貼付剤の貼付位置の変更も,症状軽減に有効な場合がある.
便 秘	● オピオイドによる便秘は高頻度で起こり,耐性を生じない. ● 用量依存的に頻度も重症度も増す. ● 2次的な影響(食事量の低下・脱水・活動の低下・うつ・虚弱など),オピオイド以外の薬剤性,併発性(糖尿病・甲状腺機能低下症・低カリウム血症など)の影響も確認する.	● 腸蠕動運動を低下させる薬剤を見直し,抗コリン作用の弱い薬剤に変更する(オピオイドスイッチング) 　例:モルヒネやオキシコドン→フェンタニル製剤・タペンタドール ● 便の性状が固く,水分が少ない場合は,浸透圧下剤(酸化マグネシウムやラクツロース)を使用する. ● 腸蠕動運動が低下している場合は,大腸刺激性下剤(センナ,センノシド,ピコスルファート,ビサコジルなど)を使用する. ● 便秘と下痢を繰り返す場合は,小腸刺激性下剤(ルビプロストン)やポリカルボフィルを使用する. ● OIC(オピオイド誘発性便秘症)に対してはナルデメジンを使用する. ● 症状改善には,可能なら水分摂取,運動,食物繊維の摂取も有効である.
眠 気	● 投与開始初期や増量時に出現,耐性が速やかに生じ,数日以内に自然に軽減ないし消失することが多い.	● オピオイドの減量・変更を行う. ● 他に日中投与されている薬で眠気の原因になる薬があれば中止・減量,または夜間投与に変更する.
せん妄・幻想	● オピオイドによるせん妄・幻覚は投与開始初期や増量時に出現することが多い. ● オピオイドを含む薬剤性せん妄は,原因薬剤の投与中止により数日から1週間で改善する場合が多い. ● 認知症との鑑別も重要である.	● オピオイドの減量やオピオイドスイッチングを検討する. ● 薬物療法として定型抗精神病薬(ハロペリドール・クロルプロマジンなど),非定型抗精神病薬(クエチアピン・リスペリドン・オランザピンなど)の投与を検討する. ● オピオイド以外の原因を確認する.特にベンゾジアゼピン系抗不安薬や抗コリン薬を服用している場合には注意が必要である. ● 患者が安心できる環境調整を行う.日中は部屋を明るくする,医療者が患者や家族と接する機会を設け,不安やストレスを解消できるようサポートすることも効果的である.
掻痒感	● オピオイドによる掻痒感の発現にはヒスタミン遊離作用と,中枢神経系のオピオイド受容体を介した作用機序の2通りがあると考えられている. ● 発現部位は,顔面,首,前胸部に紅斑を伴うことがあり,下肢や全身に広がる場合もある.	● 発現状況により,抗ヒスタミン薬の使用,保湿剤やステロイド外用剤の使用を検討する. ● 症状が強い場合はオピオイドスイッチングを考慮する.
排尿障害	● オピオイドによる排尿障害は,排尿反射を抑制し,排尿筋の弛緩および尿道括約筋の緊張による膀胱尿量増大が原因である. ● 高齢の男性に多くみられ,前立腺肥大の患者では尿閉に至るケースもあるため注意が必要である. ● オピオイドによる排尿障害は投与初期に出現することが多いため,遅れて発現する場合は他の原因も疑う.	● 膀胱括約筋を弛緩させるα1受容体遮断薬(タムスロシン,ナフトピジル,シロドシン,ウラピジルなど)や,排尿筋の収縮を増強させる抗コリン薬(ジスチグミンなど)を使用する.

(文献2を参考に著者作成)

● 睡眠のリズム [4, 5] ‥‥‥‥‥‥‥‥‥‥‥‥‥‥‥‥‥‥‥‥‥‥‥‥‥‥‥‥‥

　睡眠には，多相性睡眠と単相性睡眠がある．多相性睡眠とは，一度に長時間の睡眠をとらずに，分割してとる睡眠である．単相性睡眠とは，1日1回まとめてとる睡眠である．幼児期は多相性睡眠であるが，その後成人になるにつれて単相性睡眠へと移行する．そして高齢になると，再び多相性睡眠の傾向になる．加齢とともに，睡眠時間や深い睡眠が減少する傾向がある．

　睡眠は深いノンレム睡眠で始まり，次いで短時間のレム睡眠が現れる．この2種類の睡眠がワンセットで，ほぼ90分周期で繰り返し出現する．睡眠の後半では，ノンレム睡眠は次第に浅くなり，レム睡眠時間が増加し，覚醒へ向かう．深いノンレム睡眠は「脳を休ませる」睡眠，よく夢を見るレム睡眠は，全身の筋肉が弛緩し「身体を休める」睡眠といえる．

　このような睡眠と覚醒のリズムを調整しているのが，体内時計である．体内時計を調節するホルモンの一つにメラトニンがある．メラトニンは体内時計に働きかけることで睡眠を促進する作用があり，睡眠ホルモンともいわれる．しかしメラトニンは，明るい光の下では分泌が停止する．寝る時は暗い部屋で休むと，質の良い睡眠を得ることができ，朝になり光を浴びると，体内時計がリセットされ，健やかな目覚めを迎えることができる．

● 高齢者の不眠 [6, 7] ‥‥‥‥‥‥‥‥‥‥‥‥‥‥‥‥‥‥‥‥‥‥‥‥‥‥‥‥‥

　高齢者の睡眠は，深いノンレム睡眠が減少し，浅いノンレム睡眠が増加することが特徴である．脳内の睡眠中枢の働きが衰え，メラトニンの分泌量も減少するため，全般に眠りが浅く，夜間の睡眠が短縮し，中途覚醒が増える傾向にある．また，脳機能の低下や昼間の仮眠が多くなり，睡眠型が成人の単相性から幼小児期の多相性に逆戻りする傾向がある．そのため不眠を訴える高齢者が増える．

　高齢者の不眠治療は，不眠の原因疾患がある場合はその原因疾患の治療を行う．特に原因疾患が見当たらない場合は，まず生活習慣や睡眠環境などを確認し，睡眠衛生指導や認知行動療法などの非薬物療法を行った上で，薬物療法を検討する．

✎ 不眠の原因となる疾患

　不眠を生じやすい疾患の一つに睡眠時無呼吸症候群がある．夜間の睡眠が頻繁に中断されるため，不眠の訴えだけでなく，日中の過眠を呈する．適切な治療をしないまま，安易に睡眠薬を処方するのはよくない．特にベンゾジアゼピン系睡眠薬の場合，呼吸抑制や筋弛緩作用により睡眠時無呼吸症候群が悪化し，夜間の呼吸・循環器機能の低下の危険性がある．

　またレストレスレッグス症候群に罹患すると，夜間入眠前の安静時に下肢がむずむずしたり，虫が這う感じがするなどの不快感があり，入眠障害や中途覚醒を引き起こす原因になる．この症候群は加齢とともに有病率が増大し，貧血や関節リウマチなどに合併することも多い．特に鉄欠乏がこの症候群発症のリスク因子になり，鉄剤により症状が軽減することもある．

　老年期のうつ病や不安障害などの精神疾患でも，不眠が高頻度に認められる．また，これらの疾患の治療薬による薬剤性睡眠障害の頻度も高い．高齢者の不眠は，精神身体疾患だけでなく，加齢による変化など複合的な要因で引き起こされていることが多く，原因を検討し，適切な診断・

表1-22　睡眠衛生の指導例

- 定期的に運動をする.
- 寝室環境を整える. 静かで暗く, 快適な室温を保つようにする. 夏場は冷房で室温を調節するとよい.
- 規則正しい食生活をして空腹では寝ないようにする.
- 就寝前の水分の摂りすぎに注意をする. 特にカフェイン含有飲料やアルコール類は控える.
- 就寝前の飲酒や喫煙は避ける. 寝酒は逆効果で, 寝つきはよくなるが, 夜中に目が覚めやすくなる. 夜の喫煙は, ニコチンによる精神刺激作用がある.
- 昼間の悩みを寝床にもっていかないようにする. 寝床での考えごとは, 寝つきの悪さや浅い睡眠につながる.

治療を行わなければならない.

高齢者の不眠症治療：非薬物療法[8, 9]

不眠を訴える患者で, 原因疾患がない場合, まずは睡眠衛生の指導を試みる. 定期的に運動をする, 寝室環境を整えるなどの指導が代表的である (表1-22).

高齢者では, 「8時間は眠らなければ」という誤った認識で, 寝床にいる時間が延長する傾向がある. 眠れないまま寝床にいると, 焦りや不安からさらに不眠症状が悪化する. 睡眠に関する誤った認識を見いだし, その認識や行動, 感情を修正する認知行動療法的なアプローチも効果的である.

高齢者の不眠症治療：薬物治療[7-9]

不眠を起こす原因疾患がなく, また睡眠衛生の指導を試みても不眠症状が改善されない場合は, 薬物療法が適用される.

睡眠薬には, ベンゾジアゼピン (BZ) 受容体作動薬, メラトニン受容体作動薬, オレキシン受容体拮抗薬がある. BZ受容体作動薬は, BZ構造をもつBZ系とBZ構造をもたないがBZ結合部位に結合する非BZ系に分けられる. よく使われている睡眠薬は, 自然に近い睡眠をもたらすBZ系睡眠薬, 比較的転倒リスクが低いといわれる非BZ系睡眠薬, 睡眠覚醒リズムを調節するメラトニン受容体作動薬である.

睡眠薬は, 半減期により超短時間型 (2〜4時間), 短時間型 (6〜10時間), 中時間型 (20〜30時間), 長時間型 (30〜100時間) に分類されている (表1-23). 非BZ系睡眠薬は, いずれも超短時間型である. 不眠症のタイプのうち, 入眠障害には超短時間型や短時間型が, 中途覚醒には短〜長時間型, 早朝覚醒や熟眠障害には中〜長時間型が用いられる.

高齢者には転倒防止のために, 筋弛緩作用が弱い非BZ系薬, またはメラトニン受容体作動薬の選択を, また持ち越し効果*がみられる場合には, 短時間型の選択を勧めている. 高齢者への睡眠薬投与は漫然と長期投与せず, 少量の使用にとどめるなど, 慎重に使用しなければならない[7].

＊：睡眠薬の効果が翌朝まで残り, 眠気やふらつき, 頭痛, 倦怠感などの症状がみられること.

表1-23　現在使用されている主な睡眠薬

分　類		一般名	作用時間	半減期（hr）
BZ受容体作動薬	非BZ系	ゾルピデム	超短時間作用型	2
		ゾピクロン		4
		エスゾピクロン		5
	BZ系	トリアゾラム		2〜4
		エチゾラム	短時間作用型	6
		ブロチゾラム		7
		リルマザホン		10
		ロルメタゼパム		10
		フルニトラゼパム	中間作用型	24
		エスタゾラム		24
		ニトラゼパム		28
		クアゼパム		36
		フルラゼパム	長時間作用型	65
		ハロキサゾラム		85
メラトニン受容体作動薬		ラメルテオン	超短時間作用型	1
オレキシン受容体拮抗薬		スボレキサント	短時間作用型	12.5

（文献7を参考に著者作成）

事例34　傾眠傾向のある認知症患者が不眠を訴える

　80代女性．老人ホームに夫婦で入居している．糖尿病，高血圧症，認知症で治療中である．食生活は規則正しく，血圧，血糖コントロールは良好である．本人が不眠を訴えるためエチゾラムが処方されているが，昼間は傾眠傾向がみられる．

これで解決！➡ 処方している睡眠薬をプラセボ薬に変更する

　昼間の傾眠傾向は睡眠薬の持ち越し効果である可能性が高いと考え，医師にエチゾラムの中止を提案した．しかし，薬そのものを中止にすると患者の精神的影響が大きいと考えられたため，プラセボ薬としてレバミピド口腔内崩壊錠の頓用処方を提案した．また，昼夜逆転の予防につながると考え，訪問時は傾眠傾向であってもあえて声掛けし，服薬指導を実施した．薬を変更すると昼間の傾眠傾向が減少し，それに伴って不眠の訴えも減少した．

One Point

　睡眠薬の偽薬としては，消化剤が出されることが多いが，栄養補助食品として販売されている錠剤などを使用するのも一つの方法である．睡眠薬とプラセボの入眠潜時への反応性の差異を調べたメタ解析によると，大きな差異は示さなかった[10]．高齢者の不眠は，精神的な不安から不眠になることが多い．まず，高齢者の訴えによく耳を傾けることが大切である．

C 便秘をサポートする

便秘とは何か

便秘とは「本来対外に排出すべき糞便を十分量かつ快適に排出できない状態」と定義されている[11]．2019年の「国民生活基礎調査の概況」によると，便秘の有訴者率は，女性4.4%，男性2.5%と女性の割合が多くなっている[12]．男女とも，加齢とともに有訴者率が増加し，特に60代以上では男性の増加が目立っている．80代以上では性差はほとんどみられない．

加齢とともに便秘の有訴者率が増加する要因については，腸の蠕動運動に関与する副交感神経の働きの低下や運動量の減少，併存疾患の増加，処方薬の増加，食事量の減少，精神状態の変化といった生活環境の変化が影響していると考えられる．特に高齢者では，複数の因子が絡まり，便秘になりやすくなると考えられる．

便秘の分類

便秘は原因から器質性と機能性に，症状から排便回数減少型と排便困難型に分類される．また，専門的検査による病態からは，大腸通過正常型と大腸通過遅延型，便排出障害に分類している[11]．

大腸通過遅延型に含まれる，薬剤に起因する薬剤性便秘は，特に高齢者医療で問題になる．薬剤性便秘を引き起こす薬物には，オピオイド，抗コリン薬，抗うつ薬，抗精神病薬，抗パーキンソン病薬などがある．

表1-24に慢性便秘の分類を示す．

在宅患者の便秘を見逃さないために

在宅では多くの患者が便秘を訴える．特に高齢者では，便秘の誘因となる薬を服用する機会が多く，さらに運動量の減少や食事量の減少などにより便秘を訴えることが多い．便秘を改善するには，排便状況や服用している薬，生活環境などを詳しく聞き取ることが大切である．

排便状況の聞き取り項目

排便状況の聞き取り項目を表1-25に示す．排便回数は，一般的には3回/日〜3回/週が正常範

表1-24 慢性便秘の分類

原因分類		症状分類	専門的検査による病態分類	原因となる病態・疾患
器質性	狭窄性	—	—	大腸がん，クローン病，虚血性大腸炎など
	非狭窄性	排便回数減少型	—	巨大結腸など
		排便困難型	器質性便排出障害	直腸瘤，直腸重積，巨大直腸，小腸瘤，S状結腸瘤
機能性		排便回数減少型	大腸通過遅延型	特発性，症候性(代謝・内分泌疾患，神経，筋疾患，膠原病など)，薬剤性(向精神薬，抗コリン薬，オピオイド系薬など)
			大腸通過正常型	経口摂取不足(食物繊維摂取不足を含む)
		排便困難型	硬便による排便困難	硬便による排便困難・残便感(便秘型過敏性腸症候群など)
			機能性便排出障害	骨盤底筋協調運動障害，腹圧低下，直腸感覚低下，直腸収縮力低下など

(文献13を参考に著者作成)

表1-25　排便状況の聞き取り項目

- 排便回数
  1日の回数，1週間の回数
- 便性（図1-21参照）
- 残便感，腹部膨満感，腹痛の有無
- 朝食摂取の有無，食事量
- 排便リズム
  決まった時間に便が出ているか
- 服用している下剤の有無，用量
- 下剤以外の服用薬
  便秘を引き起こす薬を服用していないか

（文献11，13を参考に著者作成）

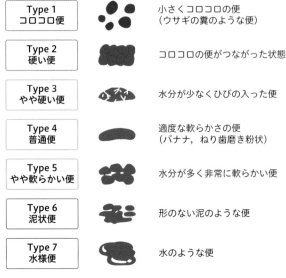

図1-21　ブリストルスケール

Type 1～2：腸内に滞留する時間が長く，便秘とされる
Type 3～5：正常な便，特にType 4は理想的な便といえる
Type 6～7：下痢

囲とされている[12]．便性については，後述するブリストルスケールを用いることで客観的に評価できる．また，食事量や朝食の有無，排便リズムがわかると，便秘に影響する生活環境を知ることができ，便秘改善への糸口をつかむことができる．

✏ ブリストルスケール

ブリストルスケール（図1-21）は，英国のブリストル大学で開発されたもので，このスケールを使って色や形状を聞き取り，便の性状を判別することで，排便ケアに役立てることができる．理想的な便は，水分量が70～80％でバナナのような形状であり，ブリストルスケールではType 4に相当する．Typeの数字が小さくなるほど糞便水分量が少なく，数字が大きくなるほど多くなる．Type 6～7のような便は下痢，1～2のような便は便秘と判断される．また，最初に硬いウサギの糞状のものが出た後に水便が出る場合や，排便回数があっても残便感がある場合も便秘とされる．

✏ 便秘の治療

慢性便秘症の診断では，問診等で警告徴候*がなければ，症状によって排便回数減少型と排便困難型に分類する．排便回数減少型は排便回数や排便量減少に伴う腹部膨満感，腹痛，硬便といった症状を示す．排便困難型は排便回数や排便量が十分にあるにもかかわらず排便時に排便困難感や残便感を生じる便秘である．

排便回数減少型については，まず食事，運動，排便習慣等の指導を行った上で，薬物治療を行う．適切な治療薬を毎日適量服用し，排便回数や便性が適切になるよう調整を試みたものの効果が不十分な場合，治療薬の適量化までレスキューとして刺激性下剤を追加する．レスキューを追加しても

*：原因が特定できない体重減少，50歳以上で過去3年以内に大腸検査を受けていない，血便の3つを指す．

効果が不十分だったり，レスキューを頻回に使用してしまう場合は，専門的検査を勧める．

排便困難型で便性がブリストルスケールでType 1 〜 3を示す硬便の場合は，まず食事や運動，排便習慣などの指導を行う．それでも症状が改善しない時は，薬物治療を行う．便性がブリストルスケールでType 4 〜 7を示す普通便〜水様便の場合は，食事や運動，排便習慣などの指導や，座薬や浣腸を使用しても症状が改善されなければ，専門的検査を勧める．

◢ 便秘治療薬の種類と特徴

便秘症での保険適用のある内服薬には，膨張性下剤と浸透圧下剤，刺激性下剤，上皮機能変容薬，胆汁酸トランスポーター阻害薬，漢方薬がある．

• 膨張性下剤（カルボキシメチルセルロースナトリウム，ポリカルボフィルカルシウム）

膨張性下剤は，消化管内で消化吸収されず，水分を吸収させて便を柔らかくし，腸の内容物を膨張させ，腸を刺激し排便を助ける．「慢性便秘症診療ガイドライン2017」によると，便秘型過敏性腸症候群[*]や便量が多くない慢性便秘症に膨張性下剤の使用を提案している[11]．

膨張性下剤は，作用発現までに時間がかかり，12 〜 24時間で効果が現れ，2 〜 3日連続投与で効果が最大となる．また機械的腸閉塞を避けるため，多量の水分摂取（コップ1杯以上）が必要である．特に脱水が起きやすい夏場の使用や，虚弱な高齢者に使用する時は十分な水分管理とともに効果についてのモニタリングが必要である．

• 浸透圧下剤（塩類下剤：酸化マグネシウム，クエン酸マグネシウム，糖類下剤：ラクツロース，D-ソルビトール液）

浸透圧下剤は，ほとんど吸収されない塩類や糖類で，腸に大量の水分を引き込むことで便を柔らかくする．慢性便秘症に有用であり使用することが推奨されている[11]．酸化マグネシウムなどの塩類下剤は投与後2 〜 6時間，ラクツロースやソルビトールなどの糖類下剤は投与後12時間以上で効果が現れる．糖類下剤は，産婦人科の手術後や子どもの便秘などに用いられる．

塩類下剤は，長期服用，高用量投与で高マグネシウム血症に注意が必要である．特に腎機能低下例では血清マグネシウム値が上昇しやすい．また併用注意薬が多く，活性型ビタミンD_3製剤との併用では，マグネシウムの消化管吸収および腎尿細管からの再吸収が促進されるため，高マグネシウム血症を起こすおそれがある．また，テトラサイクリン系抗菌薬やニューキノロン系抗菌薬，ビスホスホネートと併用すると，マグネシウムイオンと難溶性のキレートを形成し，薬剤の吸収が阻害されるため効果が減弱するおそれがあるので，同時に服用しないよう注意しなければならない．さらに，セレコキシブやロスバスタチン，ラベプラゾール，ガバペンチンなどの薬剤との併用では，これらの薬剤の血中濃度が低下する恐れがある．

• 刺激性下剤（センノシド，ビサコジル，ピコスルファートナトリウム）

刺激性下剤は慢性便秘症に対して有効であり，頓用または短期間の投与が推奨されている．服用後6 〜 12時間で効果が現れるが，電解質異常（低カリウム血症）や脱水，腹痛が出やすい．ま

---

[*]：主にストレスが要因となって，便秘または下痢を繰り返す病気．下痢型，便秘型，混合型と，そのいずれでもないその他のタイプがある．便の形状によって分類される．

た，長期連用による耐性および習慣性が問題になる．

・上皮機能変容薬〔クロライドチャネル・アクチベーター(ルビプロストン)〕

　小腸粘膜上のタイプ2クロライドイオンチャネルを活性化し，小腸腸管内腔へのクロライドイオンの輸送により浸透圧を生じさせ腸液の分泌を促進する．その結果，便の水分含有量が増え柔軟化し，腸管輸送が促されて便秘を改善する．ルビプロストンについて質の高いRCTがなされており，それによると65歳以上の高齢者の排便回数や排便にまつわる症状を有意に改善している．また有害事象，特に嘔気に関しては高齢者で発生頻度が低いと報告されている[14]．

事例35　胃弱患者の排便コントロールができていない

　90代女性．老人ホームに入居している．胸椎圧迫骨折，高血圧，骨粗鬆症，甲状腺機能低下症の薬が処方されている．胃弱で，特に刺激物や冷たいもので消化不良や下痢を起こすことがある．胃腸症状が悪い時はビオフェルミン®を服用していた．排便状態はムラがあり，酸化マグネシウム250 mgを1日2回服用しているが，排便状態は良くなかった．

これで解決！➡酸化マグネシウムの服用量や回数を調整する

　胃腸が弱いとのことなので，刺激物の摂取を避け，お腹を冷やさないよう腹巻の使用を勧めた．また，排便状態を詳しく聞き取り，酸化マグネシウム錠250 mgを1日2回から1日3回に変更し，さらに酸化マグネシウム錠330 mgの頓服の処方を提案した．その結果，排便状態が良好になった．

One Point

　便秘対策として酸化マグネシウム錠が処方されているが，高齢者では特に注意しなければならない点がいくつかある．まず，酸化マグネシウムの長期服用や高用量投与で高マグネシウム血症を起こすことがある．特に腎機能低下例では血清マグネシウム値が上昇しやすいため，定期的な血液検査や高マグネシウム血症による症状(悪心・嘔吐，血圧低下，徐脈，筋力低下，傾眠など)の出現を注意深く観察する必要がある．また，酸化マグネシウムはリセドロン酸ナトリウム水和物錠，アルファカルシドールカプセル，セレコキシブ錠と併用注意である．有害事象の出現や薬物効果の減弱に注意しながら使用しなければならない．

D　脱力感・筋力低下をサポートする

　脱力感や筋力低下は疾患によることもあるが，薬剤性ミオパチーによるものも多い．また，高齢者ではフレイルを原因とする活動低下による廃用性萎縮*なども考えられる．

　脱力感や筋力低下が続くと，高齢者は特に注意しなければならない．嚥下機能をはじめとした身体機能や活力が低下し，寝たきり生活につながる可能性が大きい．ミオパチーを起こす原因のなかでも，薬剤によるミオパチーは早期に発見することで回復する可能性のある筋疾患である．

＊：寝たきりや行き過ぎた安静状態が長く続くことによって，筋肉や関節などが萎縮すること．

薬剤師としては，患者の初期の訴え（手足のしびれ，力が入らない，全身の筋肉の痛みやこわばり，だるさ，尿の色が赤褐色になるなど）を見逃さず，適切に対応することが重要である．

薬剤性ミオパチー

薬剤により惹起されるミオパチーは，早期発見・早期対応が重要である．薬剤性ミオパチーには，横紋筋融解症，低カリウム血性ミオパチー，ステロイドミオパチー，微小管障害によるミオパチー，薬剤性炎症性ミオパチー，薬剤性ミトコンドリアミオパチー，両親媒性陽イオン薬剤性ミオパチーなどがあるが，なかでも最も頻度が高いのが横紋筋融解症であるといわれている[15]．また，ステロイドミオパチーや低カリウム血性ミオパチーも頻度の高い薬剤性ミオパチーである．

横紋筋融解症 [15, 16]

骨格筋の細胞が融解，壊死することで筋肉の痛みや脱力などが生じる病態をいう．横紋筋融解症を発症する原因として，直接的原因と間接的原因がある．直接的原因には，災害で長時間にわたり四肢が圧迫された場合などがある．間接的原因には，過度のアルコール摂取や夏期の脱水や熱中症などがあるが，薬の副作用として生じることもある．薬の副作用として生じる横紋筋融解症は，多臓器不全などを併発して生命に関わる可能性がある危険な副作用である．

極めて多くの薬物で横紋筋融解症をきたすことが報告されているが，特に使用頻度の高い高脂血症薬，抗菌薬（ニューキノロン系）でみられることが多い．筋痛が先行することが多く，また末梢神経障害の合併もしばしば認められる．ニューキノロン系を主体とする抗菌薬では投与初期数日以内に急性に発症することが多く，HMG-CoA還元酵素阻害薬では服用開始後数ヵ月を経過して徐々に発症することが多い．これらの薬を服用している患者から，「手足・肩・腰・その他の筋肉が痛む」「手足がしびれる」「手足に力が入らない」「こわばる」「全身がだるい」「尿の色が赤褐色になる」といった訴えがあった場合には注意が必要である．まずは疑わしい薬の服用を中止してもらい，医師に連絡をする．なお，血液検査データでは，クレアチンキナーゼ（CK）などの筋逸脱酵素の上昇がみられる．患者の血液検査のデータがみられる場合は確認するとよい．

ステロイドミオパチー [15]

ステロイドミオパチーとは，グルココルチコイドによって誘発されるミオパチーである．ステロイドの大量投与や長期投与により，骨格筋が委縮し筋力が低下する．ステロイドを投与されている患者から「椅子から立ち上がりにくい」「階段を上りにくい」という訴えがあった場合は注意が必要である．

なお，ステロイドミオパチーの発生頻度は疾患群によって差があり，グルココルチコイドの用量と使用期間に一定の法則はないと考えられている．しかし，プレドニゾロン10 mg/日以下や吸入ステロイドでの発症はまれである．また，グルココルチコイドと神経筋遮断薬の併用で急性のミオパチーを引き起こすことがある．ステロイドミオパチーが疑われる時は，ステロイドの減量または中止を検討する．ただし，減量または中止後3〜4週間経過しても筋力低下が改善しない時は，他の疾患を考慮しなければいけない．

▶ 低カリウム血性ミオパチー [15, 17]

　低カリウム血性ミオパチーは，血清カリウム値が低下することで起こる．低カリウム血症を起こす原因に，消化管や腎臓からのカリウムイオンの大量喪失や低カリウム血症をきたす薬物の長期投与がある．また，清涼飲料水や市販薬，サプリメントに含まれるカフェインの過剰摂取により，低カリウム血性ミオパチーを起こした報告もみられる．

　低カリウム血症を起こす薬物として，グリチルリチン酸，サイアザイド系利尿薬，フロセミド，ミネラルコルチコイド，アムホテリシンB，ベニジピン塩酸塩，ベザフィブラート，ジスルフィラム，リチウムなどの報告がある．なかでもグリチルリチン酸を含む薬剤の報告が多い．

　グリチルリチン酸は抗アレルギー薬や肝疾患治療薬などに配合されている．また，グリチルリチン酸を有効成分とする甘草は漢方薬としても広く用いられており，大量に使用すると偽アルドステロン症の症状（浮腫，高血圧，四肢麻痺など）を示し，腎臓から尿中にカリウムが流出し，低カリウム血症を起こす．このような症状を示すのは，ほとんどが1日500 mg以上のグルチルリチン酸投与の場合であるが，半量程度で発現することもある．偽アルドステロン症の症例は，原因薬物の投与中止で回復する．

　グルチルリチン酸などを含有する薬物を使用している場合には，定期的な血清電解質の検査が必要である．低カリウム血性ミオパチーでは，立ち上がりや階段の昇降が不自由になる近位筋優位の筋力低下を示すことが多いが，まれに呼吸筋障害を呈する重症例もみられる．

　なお，血清カリウム値の正常値は3.5 〜 5.0 mEq/Lで，3.5 mEq/L以下に低下した場合を低カリウム血症という．低カリウム血症の症状としては，3.0 〜 3.5 mEq/L（軽度）では無症状のことが多い．2.5 〜 3.0 mEq/L（中等度）では消化器症状（嘔吐，食欲不振），骨格筋症状（脱力，筋力低下，テタニー），インスリン分泌障害（耐糖能障害），尿濃縮障害（多尿，多飲）といった症状を示す．2.5 mEq/L以下（重度）では四肢麻痺，呼吸筋麻痺，イレウスなどの症状を示す．

事例36　利尿薬服用患者が，自分で漢方薬を購入して服用していた

　80代女性．高血圧症，骨粗鬆症の治療中．トリクロルメチアジド錠，アルファカルシドール錠，酸化マグネシウム錠が処方されていた．便通は3日に1回ぐらいで，軟便である．便通への執着が強く，自分で漢方薬を購入し服用して調整していたが，医師にはこのことを隠していた．

　嘔気，食欲不振など訴えが多く，制吐薬，胃薬が追加で処方されていた．最近，全身倦怠感や手足のしびれを訴えるようになった．

■-■- これで解決！➡ 利尿薬を減量し，漢方薬を中止する

　薬剤師が改めて患者と丁寧に話したところ，患者が医師に隠れて漢方の便秘薬を購入し服用していたことが判明した．そのため，トリクロルメチアジドと漢方薬の併用による低カリウム血症を起こしている可能性が考えられた．医師にこのことを報告すると，血液検査を行うこととなった．血液検査の結果，低カリウム血症と診断され，利尿薬の減量と漢方薬の中止が指示された．患者には，漢方薬の服用が全身倦怠感や手足のしびれの原因の一つになっているため勝手に服用

しないよう説明し，どうしても便通がすっきりしない場合や残便感がある時には浣腸を使用することを勧めた．

One Point

サイアザイド系利尿薬であるトリクロルメチアジドは，副作用として低カリウム血症，高尿酸血症，高血糖などがあり，定期的な血液検査が必要である．特に高齢者では心室性不整脈や突然死を起こしやすいので，低カリウム血症には注意が必要である．また脱水にも十分に注意しなければならない．

ほとんどの漢方薬に含まれている甘草は，低カリウム血症を誘発することが知られている．利尿薬と漢方薬の併用で低カリウム血症を起こす場合もあるので，市販の漢方薬にも注意が必要である．漢方薬に含まれる甘草は，少なくとも1.0 g以上，多いものは2.5 g以上（グリチルリチン酸として40 mg以上，100 mg以上）含まれており，高齢者には特に注意が必要である．

フレイル

フレイルは，「加齢とともに心身の活力（運動機能や認知機能等）が低下し，複数の慢性疾患の併存などの影響もあり，生活機能が障害され，心身の脆弱性が出現した状態であるが，一方で適切な介入・支援により，生活機能の維持向上が可能な状態像」[18] とされている．

加齢などにより筋力や筋肉量が低下すると活動量が減少し，エネルギー消費量が低下する．その状態が続くと食欲が低下し，食事摂取量が減り，低栄養状態になる．低栄養状態が続くと体重が減少し，また筋力や筋肉量が減少するといった悪循環に陥る．このような悪循環を「フレイルサイクル」と呼び，放置しておくと要介護状態になる可能性がある（図1-22）．

フレイルは早期に発見して，適切に対応することで生活機能の維持向上が可能であるといわれている．薬剤師としては，訪問した時，残薬がないか，服薬時や食事の際にせき込むことはないか，体重は減っていないかなどを，会話を通して観察する必要がある．気になることがあれば，他職種と連携し情報共有することで，早期の対処が可能になる．

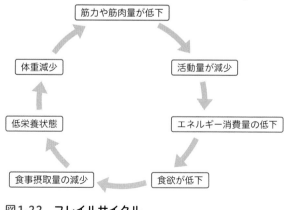

図1-22 フレイルサイクル

E 呼吸困難をサポートする

　呼吸するということは，空気中の酸素を取り込み，二酸化炭素を排出すること，すなわちガスの交換である．このガス交換をつかさどる臓器が肺であり，呼吸が正常に行われるためには「肺胞までの空気の流れ（換気）がスムーズであること」「細胞壁でのガス交換に障害がないこと」が必要である．

　これらに障害が起きると，末梢で酸素が足りなくなり，息切れがする，息が苦しいなど呼吸困難を感じるようになる．このような呼吸困難を起こす原因疾患には，呼吸器に問題がある慢性閉塞性肺疾患（chronic obstructive pulmonary disease；COPD）や肺炎，気管支喘息などや，血液循環に問題がある狭心症や心不全などがある．

　在宅医療において，血中の酸素飽和度（SpO_2）が簡単に測定できるパルスオキシメータは，呼吸困難のサポートなどに役立つため有効に活用すべきである．

● パルスオキシメータでわかること

　パルスオキシメータでは，SpO_2 や脈拍数，不整脈の有無などがわかる．

　肺炎や心不全の悪化によって，SpO_2 は低下する．低下の程度によって，主治医に緊急で連絡しなければならないのか，経過観察のみでよいのか，また薬がきちんと飲めていないのではないかなど，さまざまなことを考慮しなければならない．

　また，パルスオキシメータには脈拍数も表示される．脈拍数が40回／分以下，120回／分以上の場合は，早急に受診を勧めなければならない[19]．なお，薬の副作用なども考慮する．

　不整脈の種類によっては脈拍数が乱れることがある．息苦しさなどの症状がある時には受診を勧める．

● パルスオキシメータの活用

✎ 脳血管障害後遺症の患者

　誤嚥性肺炎を起こすことが多い．発熱があって SpO_2 が低下していれば，すぐに主治医に連絡する．

✎ 心筋梗塞後の患者

　「なんとなく胸が重苦しい」といった症状を訴える時，パルスオキシメータで SpO_2 を測定し低下していれば，緊急受診を勧める．

✎ COPDなど呼吸器疾患の患者

　低酸素血症になっており，普段から SpO_2 が低下している．そのため，測定時点の数値のみを確認しても，症状が安定しているのか悪化しているのかはわからない．日頃から SpO_2 を測定し，値の変化の有無や変動の大きさを確認することで，患者の状態の変化に気づくことができる．

事例37　SpO$_2$値が急に大きく低下した

　76歳女性．I型糖尿病，腰椎圧迫骨折，高血圧症で治療中である．ほぼ1日中，ベット上で過ごしている．訪問のたびに，SpO$_2$の測定や血糖値，体重の確認を行い，大きな変化がないことを確認していたが，今回の訪問時にSpO$_2$値を確認すると，83％と大きく低下していた．

これで解決！➡ SpO$_2$値が低下する原因を挙げて検討する

　患者の熱を測ると36.8℃で，普段（36.0℃）より少し高めであった．患者が服用している薬に，副作用でSpO$_2$が低下する可能性があるものはなかった．また，疾患の悪化によることも考えにくかった．急激な体重変化もみられないため，心不全を起こしている可能性も低いと考えられた．

　患者に変わった様子はないか家族に聞いたところ，「最近，よくむせる」とのことだった．むせることと，高齢であることから誤嚥性肺炎の可能性を疑った．主治医に連絡し検査したところ，誤嚥性肺炎と診断され入院となった．

One Point

　薬剤師がSpO$_2$値を測定し，その推移を把握しておくことは非常に重要である．呼吸器疾患や循環器疾患の薬の効果を確認したり，副作用が発現していないかなど薬学的管理に役立つ．

　また，高齢者のSpO$_2$値は健常人に比べて低い傾向があるが，90％を下回る時は呼吸不全が考えられるので，主治医にすぐに連絡することが大切である．SpO$_2$値が普段の値から3〜4％低下した場合も，受診を勧めた方がよい．

　なお，測定法が正しくSpO$_2$値が正常値でも注意が必要な場合がある．まずは貧血が挙げられる．SpO$_2$値は酸素が結合しているヘモグロビンの割合を表しているため，ヘモグロビン自体が少ない状態の貧血では，SpO$_2$値が正常でも，血液中の酸素量は充分でない場合がある．

　一酸化炭素中毒や喫煙直後の場合も注意が必要である．パルスオキシメータでは，酸素に結合したヘモグロビンと一酸化炭素に結合したヘモグロビンを区別できないため，一酸化炭素中毒や喫煙直後ではSpO$_2$値を正確に測定できない．また，爪にマニキュアをしている時は，光を吸収するので測定値に影響する．さらに，パルスオキシメータは血流の変動を利用して測定しているため，血流が悪くなると正しい測定ができないことに注意が必要である．

（長嶺 幸子）

●● 引用文献

1）日本緩和医療学会編：がん疼痛の薬物療法に関するガイドライン2020年版．金原出版, 2020.
2）日本緩和医療薬学会編：緩和医療薬学．南江堂, 2013.
3）厚生労働省：みんなのメンタルヘルス総合サイト　睡眠障害．〈https://www.mhlw.go.jp/kokoro/know/disease_sleep.html〉
4）岡田（有竹）清夏：乳幼児の睡眠と発達．心理学評論, 60：216-229, 2017.
5）厚生労働省：e-ヘルスネット　眠りのメカニズム．〈https://www.e-healthnet.mhlw.go.jp/information/heart/k-01-002.html〉
6）三島和夫：高齢者の睡眠と睡眠障害．保健医療科学, 64：27-32, 2015.
7）鈴木圭輔ほか：高齢者睡眠障害の特徴とその対策．日内会誌, 103：1885-1895, 2014.
8）睡眠薬の適正使用及び減量・中止のための診療ガイドラインに関する研究班ほか編：睡眠薬の適正な使用と休薬のための診療ガイドライン―出口を見据えた不眠医療マニュアル―. 2013.

9）日本老年医学会ほか編：高齢者の安全な薬物療法ガイドライン2015．メジカルビュー社, 2015．

10）井上雄一：不眠症状改善薬の適正使用と開発のために今後必要な臨床研究．臨床精神薬理, 19：177-183, 2016．

11）日本消化器学会関連研究会慢性便秘の診断・治療研究会：慢性便秘症診療ガイドライン2017．南江堂, 2017．

12）厚生労働省：2019年 国民生活基礎調査の概況．〈https://www.mhlw.go.jp/toukei/saikin/hw/k-tyosa/k-tyosa19/index.html〉

13）味村俊樹ほか：慢性便秘症の診断と治療．日本大腸肛門病会誌, 72：583-599, 2019．

14）Beatriz Gras-Miralles et al：A critical appraisal of lubiprostone in the treatment of chronic constipation in the elderly. Clin Interv Aging, 8：191-200, 2013．

15）樋口逸郎：筋肉に影響を及ぼす薬物．日内会誌, 96：1598-1603, 2007．

16）厚生労働省：重篤副作用疾患別対応マニュアル 横紋筋融解症．〈https://www.mhlw.go.jp/topics/2006/11/tp1122-1c.html〉

17）福元 恵ほか：緑茶抽出物飲料の過剰摂取により低カリウム血性ミオパチーをきたした1例．臨床神経学, 53：239-242, 2013．

18）平成27年度厚生労働科学研究特別研究：後期高齢者の保健事業のあり方に関する研究．

19）国立循環器病研究センター：不整脈．〈https://www.ncvc.go.jp/hospital/pub/knowledge/disease/arrhythmia〉

●● 参考文献

・World Health Organization：WHO Guidelines for the pharmacological and radiotherapeutic management of cancer pain in adults and adolescents.〈https://www.who.int/publications/i/item/9789241550390〉

・Ishihara M, et al：A multi-institutional study analyzing effect of prophylactic medication for prevention of opioid-induced gastrointestinal dysfunction. Clin J Pain, 28：373-381, 2012．

・Bruera E, et al：Action of oral methylprednisolone in terminal cancer patients：a prospective randomized double-blind study. Cancer Treat Rep, 69：751-754, 1985．

・佐藤健太：便秘．日本プライマリケア連合学会誌, 35：62-65, 2012．

Column 在宅医療における麻薬管理

近年，医療用麻薬を使用しながら在宅療養を行っている患者が増えている．在宅では，医療従事者の観察が行き届きにくい状況での薬剤管理となるため，外来診察時や薬局での投薬時，医療従事者の訪問時には患者や家族，介護者への説明を含めて支援を行う必要がある．処方薬の使用方法だけでなく，残薬を含めた管理方法も重要な支援といえる．

処方された麻薬の紛失時

患者宅等で紛失や盗難にあった場合には，交付された麻薬診療施設または麻薬小売業者に届け出るよう指導する．なお，患者や家族から麻薬紛失の報告があった際は，状況確認を行い，管理方法について患者，家族，医療従事者，ヘルパーなどの関係者で情報共有を行い，再発防止を検討することが望ましい．

なお，家族に高齢者（特に認知レベルが低下している場合）や小児がいる場合，ペットを飼っている場合は，保管場所にも注意が必要である．

麻薬の廃棄の届け出

麻薬を廃棄する場合は，麻薬の品名，数量等について，事前に都道府県知事に「麻薬廃棄届」により届け出て，麻薬取締員等の立会いの下に行わなければならない．

なお，古くなった麻薬や変質等により使用しなくなった麻薬，使用の見込みがなく不要になった麻薬，調剤ミスにより使えなくなった麻薬や調剤中に発生した1単位未満の麻薬等の廃棄も，事前に届けなければならない（陳旧麻薬等の廃棄：麻薬及び向精神薬取締法第29条）．

また，麻薬処方せんにより調剤された麻薬，すなわち剤形変更や患者の死亡等により不要となり，患者やその家族等から返却された麻薬については，廃棄後30日以内に都道府県知事に「調剤済麻薬廃棄届」により届け出なければならない（麻薬及び向精神薬取締法第35条第2項）．

ただし，注射剤の施用残液や患者に施用済みの貼付剤については，事前に届け出る必要はない．

麻薬の廃棄方法

廃棄は，焼却，放流，酸・アルカリによる分解，希釈，他の薬剤との混合等，麻薬の回収が困難で適切な方法によることとされている．廃棄方法を下記に示すが，廃棄物は，廃棄物処理法，水質汚濁防止法，下水道法等により規制されており，自治体によって，排出基準等を別に定めている場合もあるため，廃棄にあたっては十分確認の上，適正に廃棄する．

未使用の経皮吸収型製剤

患者から返却された未使用製剤は，焼却可能であれば焼却処分にする．焼却できない場合は，パッチのライナー層をはがし，粘着面を内側に二つ折りにして貼り合わせた後，ハサミな

どで細断し，通常の医薬品と同様に廃棄する．

使用後の経皮吸収型製剤

　患者が使用した後の使用済み製剤（貼付途中ではがれたものを含む）は，粘着面を内側に二つ折りにして貼り合わせた後，通常の医薬品と同様に廃棄する．廃棄届は不要である．

内服薬

• 錠剤

　水に溶かして水とともに下水に放流する．コーティング被膜のある製剤は熱水中に錠剤を入れ放置した後，棒状のもので錠剤を潰し撹拌する．その後，中に水を入れて冷却し，錠剤の溶解，崩壊を確認したのち，下水に放流する．なお，冷水の添加はコーティング皮膜を溶解させるための処置である．

　一部の錠剤は乱用防止を目的として特殊な製剤加工を行っており，廃棄時の対応が異なることがある．硬い製剤は破砕困難であり，刃を傷めることがあるためミキサーを使用した廃棄は行わない．また，水性溶媒中でゲル状になる製剤は，溶解による廃棄は行わない．このような製剤は，粘着力の強いガムテープなどで錠剤を包み，錠剤が見えない状態にして，通常の医薬品と同様に廃棄する．

• カプセル剤

　水やお湯に入れカプセルが溶解したら，顆粒を乳鉢ですり潰して下水に放流する．

• 散剤，液剤

　水に溶かして水とともに下水に放流する．

• 坐剤

　50〜60℃の温水に，坐剤と家庭用の台所洗剤を加えて十分かき混ぜると，坐剤が乳化する．これを下水に放流する．

• 注射剤

　未使用のものはアンプルをカットして注射液を下水に放流する．なお，シリンジに残った薬液はプランジャー（押し子）を完全に押し切って，シリンジ内の残液を下水に放流する．

トピックス：90日を超えて保管している麻薬の譲渡が可能に！

　2021年7月5日，麻薬及び向精神薬取締法施行規則を一部改正する省令が公布された．麻薬小売業者が麻薬卸売業者から譲り受けた麻薬について，一定の条件の下，90日以上譲渡・譲受がない場合に，近隣の麻薬小売業者間で譲渡・譲受することを可能とする旨が追記された．2022年4月1日から施行となった．

　現在，麻薬の譲渡は許可を受けた薬局間において，在庫量の不足のため麻薬処方箋により調剤することができない場合に限って申請することができる．つまり，不良在庫となっている理由だけでは麻薬の譲渡・譲受はできない．今回の法改正では，90日を超えて麻薬を保管して

いる場合には麻薬小売間譲渡許可を申請することができるように見直されているため，今後の麻薬管理が変わってくるかもしれない．

（笠原 康子）

●● 参考文献

・日本緩和医療学会編：がん疼痛の薬物療法に関するガイドライン2014年版．金原出版，2014．
・厚生労働省：医療用麻薬適正使用ガイダンス（平成29年4月発行版）．〈https://www.mhlw.go.jp/bunya/iyakuhin/yakubuturanyou/other/iryo_tekisei_guide.html〉
・東京都福祉保健局：医療用麻薬廃棄方法推奨例一覧．〈https://www.fukushihoken.metro.tokyo.lg.jp/kenkou/iyaku/sonota/toriatsukai/haiki.html〉

Column パルスオキシメータの原理

　パルスオキシメータは，赤色光・赤外光の2種類の光を利用して，血液中のヘモグロビンのうち酸素と結びついているヘモグロビンの割合をパーセント（%）で表示している．これを経皮的動脈血酸素飽和度（SpO_2）という．

　酸素と結びついているヘモグロビン（酸化ヘモグロビン）は赤い色をしているので，赤色光付近の光（波長660 nm）は，ほとんど吸収しないが，赤外光付近の光（波長940 nm）はよく吸収する．一方，酸素が結びついていない還元ヘモグロビンは，赤色光付近の光（波長660 nm）をよく吸収する．各々の波長で吸収される比率を測定し，酸化ヘモグロビンと還元ヘモグロビンの割合を算出している．酸化ヘモグロビンと還元ヘモグロビンの和を全ヘモグロビン量として，経皮的動脈血酸素飽和度を求めている（**図1-23**）．

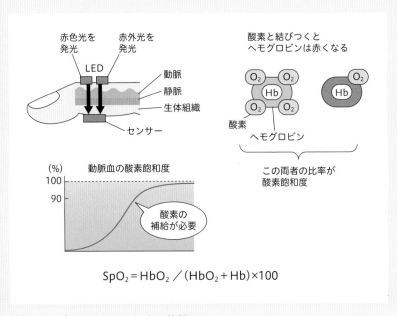

$$SpO_2 = HbO_2 \diagup (HbO_2 + Hb) \times 100$$

図1-23　パルスオキシメータの仕組み

（文献1より転載）

（**長嶺 幸子**）

●● 引用文献

1）日本医療機器産業連合会：新 私たちの暮らしと医療機器 第3回 日本が生み出した検査機器.
　https://www.jfmda.gr.jp/devicekikaku/topix/03/index.html

●● 参考文献

・日本呼吸器学会：Q&A　パルスオキシメータハンドブック，2014.

7 高齢者の栄養状態を評価する

現代医療は薬物療法や手術療法を中心とした医療から，疾病の発生を予防する一次予防，高齢者中心の在宅医療や緩和医療の推進など，患者の「生活の質」向上を重視した医療へ向かおうとしている．こうしたなかで，適切に栄養状態を評価することが重要になってきている．65歳以上の低栄養傾向の者（BMI $\leqq$ 20 kg/m^2）の割合は男性12.4％，女性20.7％で，85歳以上では男性17.2％，女性27.9％となり，年齢が上がっていくにつれ，低栄養状態に陥ってしまうリスクが高い[1]．また，要介護高齢者では20～40％，入院中の高齢者では30～50％の割合で低栄養がみられる[2]．特に高齢者は，日々の食生活の偏りや不規則な生活から，必要な栄養素を十分に摂取できず，さまざまな症状が出現する．また高齢者は複数の疾患を抱え，多くの薬を服用していることが多く，薬物の副作用が低栄養状態を引き起こしている可能性も考えられる．

薬剤師として適切な薬物治療の情報提供を行うために，患者の栄養状態を把握することは重要である．

A 低栄養状態を把握する

タンパク質・エネルギー低栄養状態

健康的な体を維持するために必要な栄養素を十分に摂れていない状態は低栄養といわれるが，そのなかでもタンパク質とエネルギーが十分に摂れていない状態をタンパク質・エネルギー低栄養状態（protein energy malnutrition; PEM）という．PEMには急性と慢性の病態がある．

急性栄養不良〔クワシオコル（kwashiorkor）〕は，エネルギーが相対的に保たれているものの，タンパク質が極端に不足した状態をいう．タンパク質摂取不足や，手術などのストレスによる代謝亢進，敗血症で出現する．骨格筋からのアミノ酸放出と脂肪組織からの遊離脂肪酸放出が抑制されるため，血清タンパクの低下が起こり，浮腫が出現する．したがって，見かけ上脂肪組織や骨格筋は比較的保たれ，体重減少は軽微で身体計測上の異常は少ないが，内臓タンパクが著減し，免疫能が低下する．また，窒素分減少により筋肉の新陳代謝が低下し，筋肉は硬さがなくなり，低タンパク血症となり浮腫が出現する．外見上は腕や足の太さが保たれているため，筋肉の緊張を必ず触診で確認すること，上腕筋囲長などをチェックする必要がある．重症化すると腹水の出現もみられる．

慢性栄養不良〔マラスムス（marasmus）〕は，エネルギーとタンパク質がともに不足する状態で，経口摂取不可能な消化器がん患者や神経因性食思不振患者で一般にみられる．骨格筋や貯蔵脂肪が崩壊し体重減少が著明となるが，血清タンパクは比較的保たれる．クワシオコルとの大きな違いはエネルギー不足の点で，体は骨と皮だけの状態になり，一見して栄養不良とわかる．触診では皮下脂肪がほとんどない状態となる．

高齢者の栄養障害の特徴

　日本での高齢者や重症患者の多くはクワシオコルとマラスムスの混合型が多く，マラスムス型クワシオコルといわれる[3]．混合型は混在型とも考えられ，それぞれの特徴がある場合とみえない場合がある．また，中間的な状態を示す場合もある．高齢者の栄養障害は，PEMの2つの型の混合型が多い．高齢者の栄養状態を内臓タンパクの指標である血清アルブミンだけで評価するとマラスムスを見落とし，これとは対照的に身体計測指標だけで評価するとクワシオコルを見落とす．

　高齢者の栄養評価では，血清アルブミン値と骨格筋量や体脂肪量の指標となる身体計測指標（体重減少率とBMI）を組み合わせて評価することが重要である．高齢者の低栄養状態を把握し，適切に対応することで，褥瘡の発症リスクや死亡率のリスクを下げることができる．クワシオコルとマラスムスの特徴を表1-26に示す．

低栄養状態の指標

血清アルブミン値

　低アルブミン血症は，栄養不良と深く関連している．血清アルブミン値の正常値は4.0 g/dL以上である．3.5 g/dL以下は低栄養状態であるといえる．また2.5 g/dL以下になると浮腫を発症する．

　高齢者では，アルブミン値が3.0 g/dL以下になると，発熱頻度や死亡率の増加が認められる[4, 5]．また，褥瘡に関してPEMとの関係が報告されている[6]が，2002年の褥瘡学会で，「栄養状態低下とは褥瘡発生を予防するために必要な栄養が適切に供給されていないことを指し，アルブミン値を指標とする」とされた[7]．アルブミン値が3.0〜3.5 g/dLで褥瘡発生リスクがある．また，栄養サポートチーム（nutrition support team; NST）では，介入依頼基準に「褥瘡がある」，「アルブミン値が3.0 g/dL以下である」，「BMIが18.5以下である」などの条件が入っている[8]．

体重減少率

　健康時の体重からどのくらいの期間で何％体重が減っているかで，低栄養の状態を評価する．

表1-26　クワシオコルとマラスムスの特徴

PEM	特　徴
クワシオコル （急性栄養不良）	● タンパク質が極端に不足した状態 ● エネルギーは相対的に保たれる ● 血清タンパクの低下が起こり浮腫が出現 ● 体重減少は軽微で身体測定上の異常は少ない ● 内臓タンパク（血清アルブミン）が著減 ● 免疫能が低下 ● 筋肉は硬さがない ● 重症化すると腹水出現
マラスムス （慢性栄養不良）	● エネルギーとタンパク質がともに不足する状態 ● 体重減少が著明 ● 血清タンパクは比較的保たれる ● 体は骨と皮だけの状態 ● 皮下脂肪がほとんどない

健常時の体重と現在の体重を用いて，下記の式より求める．

$$体重減少率 (\%) = (健常時の体重 - 現在の体重) / 健常時の体重 \times 100$$

3〜6ヵ月間の体重減少率が5％未満で低リスク，5〜10％で中リスク，10％以上で高リスクと判定する．

BMI (Body Mass Index)

BMIは，身長と体重から肥満度を算出した指数で，標準値は22である．この値は体脂肪率とも相関している．BMI値が18.5以下で低体重となる．高齢者では，BMI値が20を下回ると低栄養のリスクが高まる．

$$BMI = 体重 (kg) / 身長 (m)^2$$

MUSTによる栄養障害スクリーニング

MUST (Malnutrition Universal Screening Tool) とは，英国静脈経腸栄養学会により開発された栄養障害スクリーニングである．栄養指標はBMI，体重減少率，最近5日間の栄養摂取状態の3つの指標のスコアで栄養障害のリスク判定を行う[9]．外来初診時での短時間判定が可能で，特別な訓練なしにできる方法であり，在宅患者向けにも推奨されている．図1-24に，MUSTを用いたスクリーニングの方法を示す．

Step 1：BMI

BMI (kg/m^2)	スコア
20以上	0
18.5〜20	1
18.5未満	2

Step 2：直近3〜6ヵ月間の体重減少率

体重減少率(%)	スコア
5未満	0
5〜10	1
10以上	2

Step 3：直近5日間の栄養状態

食事の摂取	スコア
できた	0
まったくできなかった，もしくは十分でなかった	2

Step 4：栄養障害のリスク判定

スコアの合計	リスク
0	低リスク
1	中等度リスク
2以上	高リスク

Step 5：治療法の選択

リスク	治療法
低	特別な栄養管理を要しない．臨床的栄養障害の発現に注意する．
中等度	厳重に経過観察．重大な栄養障害の発現に注意し，定期的に検査を施行する．
高	栄養療法の施行が必要．

図1-24　**MUSTを用いたスクリーニングの方法**

（文献10を参考に著者作成）

Ⓑ 高齢者の低栄養状態を評価する特有の項目

　前述のとおり，要介護高齢者では20～40％，入院中の高齢者では30～50％の割合で低栄養がみられるといわれる．高齢者では，低栄養状態の指標である血清アルブミン値，体重減少率，BMI値を用いた評価に加え，日常生活動作（activities of daily living; ADL）や服用薬剤，嚥下障害，認知症，うつ状態などの項目を組み込み評価しなければならない．

● ADL

　ADLの低下や障害がある独居高齢者では，サポートがなければ低栄養障害に至るリスクが極めて高くなる．高齢者の栄養アセスメントにはADL障害の有無，要介護状態の程度を把握しておく必要があり，その評価は不可欠といえる．

● 服用薬剤

　高齢者は，多くの疾患を同時に抱えており，複数の医療施設や診療科から種々の薬剤を処方されているケースが普通にみられる．5～6種を超える薬剤の服薬はポリファーマシー（多剤投与）と呼ばれるが，このことが低栄養のリスクになっているケースが多々みられる．特にNSAIDs，降圧薬，ジギタリス製剤，テオフィリン製剤，抗うつ薬，抗精神病薬などが投薬されている場合は，食欲低下の有無に注意が必要である．

　薬剤による食欲低下を起こす原因はさまざまである．消化管障害を起こしやすい薬剤や味覚障害・味覚異常を起こしやすい薬剤，あるいは悪心・嘔吐を起こしやすい薬剤などを服用している場合，食欲低下を起こすことがある（**表1-27**）[11]．

　薬剤性味覚障害は特に高齢者に多くみられる．唾液分泌を低下させるような薬剤や亜鉛キレートを起こしやすい薬剤は，薬剤性味覚障害を起こしやすい．唾液分泌を低下させるような薬剤には，降圧薬や抗ヒスタミン薬，抗てんかん薬，抗パーキンソン病薬，抗不安薬などが挙げられる．またチオール基，カルボキシル基，アミノ基を有し，5員環，6員環キレートを作る構造式をも

表1-27　食欲低下を起こしやすい薬剤

食欲低下の原因	代表的な薬剤
消化管障害を起こしやすい	非ステロイド系抗炎症薬（NSAIDs） 副腎皮質ホルモン薬 ビスホスホネート系薬剤 抗菌薬 経口糖尿病薬 カリウム製剤
悪心・嘔吐を起こしやすい	抗がん薬 選択的セロトニン再取り込み阻害薬（フルボキサンマレイン酸塩，パロキセチン塩酸塩）
味覚障害・味覚異常を起こしやすい	唾液分泌を低下させる薬剤 　降圧薬，抗ヒスタミン薬，抗てんかん薬，抗パーキンソン病薬，抗不安薬 亜鉛キレート能を持つ薬剤 　降圧薬（ACE阻害薬），利尿薬，抗パーキンソン病薬，抗うつ薬，解熱鎮痛薬，抗菌薬

つ薬剤は亜鉛キレートを起こしやすく，亜鉛の吸収を抑制する作用があるため味覚障害を起こしやすい．このような薬剤により食欲低下を起こすと，高齢者では低栄養リスクになるので注意しなければならない．

嚥下障害

神経変性疾患，認知症，脳血管障害などをもつ高齢者では，嚥下機能に問題がないか評価が必要である（→ p.34）．また，長い間経口摂取をしていないことによる嚥下機能低下が関わるケースもある．十分な経口摂取ができず低栄養に陥りやすいこと，また誤嚥性肺炎を繰り返すことによるストレスの増加が，ますます低栄養を加速させることになる．

認知症とうつ

後期高齢者で高頻度に出現する認知症は，病状の進行とともに低栄養障害が出現することから，早期の栄養介入が栄養障害の予防になる場合がある．また，高齢者では抑うつ状態が高頻度に出現するため，原因不明の食欲低下，体重減少がみられる場合にはうつを疑う必要がある．

C 低栄養状態の患者への対応

薬剤性味覚障害を起こした場合の対応

まず原因薬剤の変更・減量・中止を検討する．しかし，疾患によっては薬剤の中止が難しい場合がある．医師との連携が重要になってくる．

唾液分泌を抑制するような薬では，口渇による味覚障害を生じることがある．このような場合は，唾液分泌を促すよう食前に酢の物を摂取することや，柴朴湯，小柴胡湯，補中益気湯などの漢方薬による治療が考えられる．また，噛み応えのある食品や食べ物に水分が含まれるように調理を工夫するなども役に立つことがある．また，亜鉛不足が考えられる場合は，亜鉛の投与が行われる．亜鉛量として1日50 mgを目安に，亜鉛薬（硫酸亜鉛）やサプリメントの投与を考慮する．

食欲を改善する薬や食欲を増加させる薬の投与なども対応策として考えられる．胃の運動が低下すると，胸やけや吐き気，胃もたれなどが生じる．したがって，胃の運動を促進する作用があるドパミン受容体遮断薬を用いることがある．この作用を示す薬には，ドンペリドン，スルピリド，メトクロプラミド，イトプリド塩酸塩などがある．

また，消化管壁には，セロトニンが豊富に含まれている．セロトニンは消化管の壁在神経から放出される神経伝達物質で，消化管の運動を促す作用がある．グラニセトロン塩酸塩，オンダンセトロン塩酸塩，モサプリドクエン酸塩は，セロトニン受容体に作用して消化管運動機能促進作用を示す．

そのほか，六君子湯や半夏瀉心湯，補中益気湯などの漢方薬が食欲改善に用いられることもある．

● 食事量減少患者への対応 ·····

　食欲や嚥下機能が低下すると，徐々に食事量が減り，必要エネルギーが不足し，タンパク質や他の栄養素も不足した状態になる．このような状態が続くと，低栄養状態になり体重が減少し，筋肉量の低下につながる．また，免疫機能が低下し感染症にかかりやすくなり，治りにくい状態になる．傷や褥瘡も治りにくく，認知機能が低下することもある．また，食事量が減少すると，同時に水分摂取量も減るため脱水症状がみられることがある．

　毎日の食事だけでは補えない栄養素を補うために，栄養補助食品が提供される場合がある．経腸栄養剤は，体に必要な栄養素をバランス良く含んだ医療用医薬品である．病気などが原因で食事だけでは栄養が不足する場合に，栄養素を効率的に摂取できる．医師から処方された場合は，健康保険が適用される．普通の食事に加えて，経腸栄養剤（濃厚流動食）を摂取することで，不足分の栄養を補うものである．

　筋疾患などによる嚥下障害の場合は，その人の嚥下機能に見合った食事の形態を考慮するとともに，筋力トレーニングやリハビリテーションを取り入れることを提案する．

　摂食が困難になってきた場合，経腸栄養剤や嚥下障害用の栄養補助食品の効果的な利用を考えなければならない．

● 摂食・嚥下困難患者への対応 ·····

　栄養療法には，経口療法，経腸療法，静脈療法がある．消化管（腸）の機能が十分にあるかどうかで栄養療法が選択される．正常な消化管の機能を有している場合には，経口療法，経腸療法を選択する．ここでは，経腸療法について述べる．

✎ 経腸栄養療法の選択

　口から栄養が十分に摂取できない時は，経腸栄養療法が選択されることがある．一時的あるいは短期間の場合は，鼻から胃，空腸にチューブを入れて栄養補給する方法が選択される．6週間以上と長期になる場合は胃ろう・腸ろうを作成し，そこからの栄養補給を選択する．

✎ 経腸栄養剤の種類と特徴

　経腸栄養剤は組成により成分栄養剤，消化態栄養剤，半消化態栄養剤に分類される．また保険上，医薬品と食品に分類される．経腸栄養剤の種類と特徴について**表1-28**に示す．

表1-28 経腸栄養剤の種類と特徴

組成		成分栄養剤	消化態栄養剤	半消化態栄養剤
	窒素源	アミノ酸	アミノ酸，ジペプチド，トリペプチド	タンパク質（カゼイン，大豆タンパク，卵タンパク）
	糖質	デキストリン	デキストリン	デキストリン
	脂質（全エネルギー比）	極めて少ない(1.5%程度)	11〜25%	他剤に比べ多く含有（20〜30%）
特徴		● 化学的に明確な成分から構成されている ● 低脂肪であるので，必須脂肪酸欠乏症予防のためには脂肪乳剤の併用が必須である ● 食物繊維を含まないので低残渣	● ほぼ消化された状態の栄養剤 ● 消化酵素を必要とせず成分栄養に近い	● 窒素源はタンパク質で，脂肪も必要量含む ● 部分的な消化が行われた状態 ● 食物繊維を含むものもある ● 消化酵素の働きが必要 ● 医薬品の半消化態経腸栄養剤はエネーボ®以外は食物繊維を含まない
適用		● 消化管が広範囲に障害されているクローン病などの炎症性腸疾患など	● 消化，吸収機能が著しく低下している場合 ● 胃切除後	● 消化吸収機能に異常がない場合 ● 術前，術後の栄養管理 ● 脳血管障害や神経疾患，上部消化管の通過障害などに異常がない場合の第一選択
医薬品		● エレンタール®配合内用剤 ● エレンタール®P 乳幼児用配合内用剤 ● ヘパンED®配合内用剤	● ツインライン®NF配合経腸用液	● エンシュア・リキッド® ● エンシュア®・H ● エネーボ®配合経腸用液 ● ラコール®NF配合経腸用液 ● ラコール®NF配合経腸用半固形剤 ● アミノレバン®EN配合散
食品		なし	● エンテミール®R ● ペプチーノ®（脂肪は含まれていない） ● ペプタメンAF ● ペプタメンスタンダード	● 100種類以上（アイソカル®，アノミ，テルミール®，プロミア®，メディエフ®，ハイネ®，サンエット®など）

D 栄養素の必要量[12)]

タンパク質・脂質・糖質の必要摂取量

　健康高齢者では，良質で吸収のよいタンパク質（約1g/kg IBW*/日）を摂取する．75歳までは男性70g・女性60g，75歳以上では男性65g・女性60gがタンパク質摂取量の目安である．脂質のうち，飽和脂肪酸は総エネルギー摂取量の10%以下，コレステロールは1日300mg以下，糖質は最低でも1日100gが必要である．食事全体のタンパク質：脂質：糖質のエネルギー率は，15〜20%：20〜25%：50〜60%程度が標準である．

ビタミン・ミネラルの摂取量

　ヒトの体内は，体重の約60%を水分が占めている．体の機能を維持するためには，1日を通して取り込む水分量（摂取量）と失われる水分量（排出量）のバランスをとる必要がある．ビタミ

＊：基準体重（ideal body weight）

表1-29 ビタミンの摂取推奨量，欠乏症および過剰症

分 類	名 称	摂取推奨量 または目安量	欠乏症	過剰症
脂溶性 ビタミン	ビタミン A	850μgRE/日	夜盲症，皮膚・粘膜乾燥症，皮膚の免疫力低下	嘔吐，下痢，皮膚角化
	ビタミン D	5.5μg/日 （目安量）	くる病，骨粗鬆症，骨軟化症	高カルシウム血症，軟組織の石灰化，腎障害
	ビタミン E	7mg/日 （目安量）	溶血性貧血，神経障害，脂肪吸収障害	—
	ビタミン K	150μg/日 （目安量）	新生児メレナ，出血傾向，血液凝固遅延など	—
水溶性 ビタミン	ビタミン B₁	1.3mg/日	脚気（主に心臓と神経系の障害），ウェルニッケ脳症（意識障害，精神障害）	—
	ビタミン B₂	1.4mg/日	発育障害，口角炎，口唇炎，舌炎，脂漏性皮膚炎	—
	ナイアシン （ニコチン酸）	1.5mgNE/日	ペラグラ（皮膚炎，下痢，精神障害）	皮膚発赤作用
	ビタミン B₆	1.4mg/日	貧血，皮膚炎，末梢神経障害，成長停止，体重減少，けいれん	—
	ビタミン B₁₂	2.4μg/日	悪性貧血，ハンター舌炎，末梢神経障害	—
	葉 酸	240μg/日	悪性貧血，妊娠中の胎児に神経管閉鎖障害，二分脊椎症	—
	パントテン酸	6mg/日 （目安量）	成長停止，皮膚・毛髪の障害，末梢神経障害	—
	ビオチン	50μg/日 （目安量）	乾癬，皮膚炎，脱毛，けいれん	—
	ビタミン C	100mg/日	皮下出血，歯肉からの出血，壊血病，病気に対する抵抗力低下	—

（文献12を参考に著者作成）

ンや亜鉛などのミネラルの摂取は，皮膚の健康や免疫機能，体の調子を整える上で必要な栄養素であるが，摂りすぎも良くない．

ビタミンは，脂溶性と水溶性に分けられる．脂溶性ビタミンは大量摂取すると過剰症を起こすことがある．一方，水溶性ビタミンは過剰に摂取したとしても使われなかったものは排泄されてしまうため，適切な量を毎日摂ることが必要である．各種ビタミンの摂取推奨量と欠乏症および過剰症を表1-29に示す．

ミネラルは体内で合成できないので，食品から摂取しなければならない．ナトリウムはカリウムとともに体内の水分バランスや細胞外液の浸透圧を維持しているほか，酸・塩基平衡，筋肉の収縮，神経の情報伝達，栄養素の吸収・輸送などに関与している．ナトリウムを過剰に摂ると，循環血液量が増大するため，血圧が上昇したり，むくみを生じる．ナトリウムは通常の食生活であれば欠乏することはないが，多量の発汗や，激しい下痢の場合は欠乏し，疲労感，血液濃縮，食欲不振を起こす．鉄は，ミネラルのなかで最も欠乏しやすい．鉄欠乏症には鉄欠乏性貧血があり，疲れやすい，食欲不振，無力感などが代表的症状である．鉄剤の投与で治療が可能である．鉄過剰症は，体内に鉄がたまって細胞に沈着し，細胞がダメージを受けて臓器障害が生じる．鉄

表1-30　ミネラルの摂取推奨量、欠乏症および過剰症

名　称	摂取推奨量 または目安量	欠乏症	過剰症
ナトリウム	6.5g/日	倦怠感，食欲不振，嘔吐，意識障害，筋肉痛，熱けいれん	高血圧，胃がんの促進
カリウム	3g/日	脱力感，食欲不振，不整脈	高カリウム血症
カルシウム	650mg/日	骨の発育障害，骨粗鬆症，テタニー，てんかん	泌尿器系結石，他のミネラルの吸収阻害
マグネシウム	290mg/日	虚血性心疾患	軟便，下痢
リン	800mg/日	副甲状腺機能亢進症，骨疾患	カルシウム吸収阻害
鉄	6.5mg/日	鉄欠乏性貧血	鉄沈着症
亜鉛	0.7mg/日	成長障害，食欲不振，皮疹，創傷治癒障害，うつ状態，免疫能低下，味覚異常，生殖能異常，催奇形性	胃腸の刺激，血清アミラーゼ値の上昇，免疫能の低下
銅	0.8mg/日	貧血，毛髪異常，白血球減少，骨異常，成長障害	ウィルソン病
ヨウ素	130μg/日	甲状腺機能低下症	甲状腺機能亢進症

（文献12を参考に著者作成）

　過剰症には遺伝性と二次性があり，遺伝性は，鉄を代謝する遺伝子の変異により生じ，北欧にルーツをもつ白人に多く，日本では非常に少ないといわれている．二次性の鉄過剰症は輸血によるものがほとんどだといわれている．

　ヨウ素は欠乏すると甲状腺肥大症，過剰になると甲状腺機能亢進症を発症することがある．なお，海産物をよく食べる日本の食事ではヨウ素欠乏症になることはまれである．

　カルシウムはヒト構成ミネラルのなかで一番多い成分である．神経伝達物質や，筋収縮や細胞間情報に関与しており，体内のカルシウムが欠乏すると骨中カルシウムが動員される．すぐに欠乏症になることはないが，長期間欠乏状態が続けば骨中カルシウムが使われ，骨粗鬆症を発症する．各種ミネラルの推奨摂取量と，欠乏症および過剰症を表1-30に示す．

事例38　ワルファリン服用患者の低栄養状態が疑われる

　81歳男性．介護認定は要介護Ⅰである．心不全，狭心症，高血圧症，糖尿病で治療を受けており，アゾセミド錠，クロピドグレル硫酸塩錠，ワルファリンカリウム錠，ジルチアゼム塩酸塩カプセル，イミダプリル塩酸塩錠，ミチグリニドカルシウム水和物/ボグリボース配合錠を服用している．最近，食事回数・食事時間が不規則になり，食事量も全体的に減ってきているという．身長は170cm，体重は56kgである．3ヵ月ほどで体重が約4kg減少した．

これで解決！➡ビタミンKの含有量を考慮しながら経腸栄養剤を提案する

　サービス担当者会議が開かれ，対策が検討された．医師から，血清アルブミン値が3.4g/dL，BMIが19.4kg/m²，体重減少率が6.7％で低栄養状態が疑われるので，経腸栄養剤を処方したい

との希望があり，薬剤師に経腸栄養剤の種類と特徴について説明を求められた．消化吸収機能に問題はないということなので，医薬品の半消化態経腸栄養剤の成分含量の違いやカロリーなどの特徴について説明した．また，ワルファリンを服用しているためビタミンKの含量に注意が必要であることを説明し，栄養補助にビタミンK含有量の少ないエンシュア・リキッド®，ラコール®NF配合経腸用液を提案した．

One Point

　医薬品として使われる半消化態経腸栄養剤には，エンシュア・リキッド®，エンシュア®・H，エネーボ®配合経腸用液，ラコール®NF配合経腸用液，ラコール®NF配合経腸用半固形剤，アミノレバン®ENがある．それぞれタンパク質含有量や脂質の配合，ミネラル，ビタミン含量などに特徴がある．ワルファリンを投与されている患者では，経腸栄養剤の選択にビタミンK含量を考慮しなければならない．食生活でワルファリンのPT-INRの数値はコントロールされている患者の栄養補助に経腸栄養剤が処方された場合，ワルファリンの作用が減弱する可能性があるので，血液データ（PT-INR値）の変動に注意しなければならない．

（太田 光熙）

●● 引用文献

1) 厚生労働省：令和元年 国民健康・栄養調査結果の概要.〈https://www.mhlw.go.jp/bunya/kenkou/kenkou_eiyou_chousa.html〉
2) 日本老年医学会編：老年医学系統講義テキスト. 西村書店, 2013.
3) 葛谷雅文：高齢者の栄養評価と低栄養の対策. 日老医誌, 40：199-203, 2003.
4) 佐藤雅哉ほか：低アルブミン血症と患者予後について. 厚生連医誌, 18：26-28, 2009.
5) 池松秀之ほか：高齢入院患者における血清アルブミン値と発熱及び死亡率との関連. 感染症学誌, 70：1259-1265, 1996.
6) 足立香代子：褥瘡ケアと栄養アセスメント, 臨床栄養, 103：432-443, 2003.
7) 第4回 日本褥瘡学会：DESIGN-R® 褥瘡状態の判定スケール.
8) 西田真佐夫ほか：NST介入による血清アルブミン値の変化についての検討. 医療薬学, 32：629-637, 2006.
9) 早川麻里子ほか：栄養アセスメントツールの対象患者と効果的な活用. 静脈経腸栄養, 25：581-584, 2010.
10) Elia M：The 'MUST' Report. Nutritional screening for adults：a multidisciplinary responsibility. Development and use of the 'Malnutrition Universal Screening Tool' ('MUST') for adults. The British Association for Parenteral and Enteral Nutrition, 2003.
11) 谷口知慎ほか：高齢者の栄養管理における薬剤管理のポイント. 静脈経腸栄養, 22：465-469, 2007.
12) 公益財団法人長寿科学振興財団：高齢者の食事摂取基準.〈https://www.tyojyu.or.jp/net/kenkou-tyoju/koureisha-shokuji/koureisha-sesshu-kijun.html〉

Column 特別用途食品

厚生労働省は，健康食品について「健康機能を表示できるもの」，「表示はできないが，ある程度基準を満たしているもの」など，健康食品の信頼性を確保・保証するためにいくつかの区分を作成している．そのなかに，健康増進に役立つことを表示できる「保健機能食品」と，食事療法を必要とする人や健康上特別な状態にある人向けに特別に作られた「特別用途食品」がある．

保健機能食品はさらに3つに分類されていて，特定保健用食品（トクホ）と栄養機能食品，機能性表示食品に分けられている．機能性表示食品は2015年に新しく創設された制度で，事業者の責任において体の構造と機能に関する機能性表示をすることができる食品である．近年，高齢化の進展や生活習慣病患者の増加，医学・栄養学の進歩に伴い，栄養機能表示などの制度が整備されてきた．

特別用途食品は，特定保健用食品や栄養機能食品と異なり，一般の健康人ではなく特別な状態にある人を対象に作られた食品であり，乳児，幼児，妊産婦，病者などの発育，健康の保持・回復などに適するという特別の用途について表示するものをいう．特別用途食品の基本的な枠組みは，1952年の栄養改善法によって定められてからほとんど変わっていない．しかし高齢化の進展に伴い，高齢者の入院受療率も上昇することが想像される．入院治療後，できるだけ早期に日常生活に復帰するためには，地域の医療機関との連携とともに，在宅療養における適切な栄養管理を持続できる体制づくりが求められている．特別用途食品も，このような社会のニーズに的確に対応することが必要になり，2009年に特別用途食品の対象食品の範囲の見直しが行われた（表1-31）[1]．見直された点を下記に示す．

総合栄養食品を病者用食品に追加

総合栄養食品（いわゆる濃厚流動食）は，疾患等により通常の食事で十分な栄養を取ることが難しい人のための食品で，必要な栄養素をバランスよく含んでいる．これまでは，総合栄養食品は病者用食品に含まれていなかったが，今回追加されたことによって，在宅療養を含めた病者の栄養管理に適する旨等の表示を行うことができるようになった．

病者用単一食品と栄養強調表示との関係を整理

2009年の見直しまでは，病者用食品が許可標準型の「単一食品」と「組合せ食品」および個別評価型に分類されており，病者用単一食品に，低ナトリウム食品，低カロリー食品，低タンパク質食品，低（無）タンパク質高カロリー食品，高タンパク質食品，アレルゲン除去食品，無乳糖食品が存在していた．しかし，1996年に創設された栄養表示基準に低ナトリウム，低カロリー，高タンパク質に関する栄養強調表示の基準が定められており，代替的な機能を果たし得ることから，特別用途食品の許可の対象から除外された．

表1-31　特別用途食品

- 病者用食品
  許可基準型
  　低タンパク質食品，アレルゲン除去食品，無乳糖食品，
  　総合栄養食品，糖尿病用組合せ食品，腎臓病用組合せ食品
  個別評価型
- 妊産婦，授乳婦用粉乳
- 乳児用調製乳
  　乳児用調製粉乳，乳児用調製液状乳
- えん下困難者用食品
  　えん下困難者用食品，とろみ調整用食品

（文献1を参考に著者作成）

これに対して，栄養強調表示によって対応することが困難な低タンパク質食品，アレルゲン除去食品等は病者用食品の対象とされた．

病者用組合せ食品を食事療法用宅配食品等栄養指針による管理に統合

在宅療養の支援という観点からは，栄養管理がなされた食事を宅配で利用できる宅配病者用食品の適正利用の推進が求められる病者用組合せ食品（減塩食調整用組合せ食品，糖尿病食調整組合せ食品，肝臓病調整用組合せ食品，成人肥満症食調整用組合せ食品）については，食事療法用宅配食品等栄養指針による管理に統合されたため，特別用途食品の対象からは除外された．一方，2019年9月に糖尿病用組合せ食品と腎臓病用組合せ食品が病者用食品に追加された．

「えん下困難者用食品」の創設

2009年の見直しまでは，「高齢者用食品」として「そしゃく困難者用食品」と「そしゃく・えん下困難者用食品」が定められていた．しかし，咀嚼機能については食品の硬さに対する基準として設定されていて，製造業者において容易に対応できる．そのため単なるそしゃく困難者用食品を許可の対象から外すことになった．一方，嚥下機能は，対象者の個別の症状を考慮しながら対処しなければならない．また，対象者は必ずしも高齢者に限らず，さまざまな疾患による障害のある人も対象となることから，「高齢者用食品」から「えん下困難者用食品」に変更された．

（太田　光熙）

引用文献

1) 消費者庁：特別用途食品について．〈https://www.caa.go.jp/policies/policy/food_labeling/foods_for_special_dietary_uses/〉

参考文献

・厚生労働省：特別用途食品制度のあり方に関する検討会報告書．〈https://www.mhlw.go.jp/shingi/2008/07/s0704-8.html〉

8 看取りに備える──エンド・オブ・ライフケア

A 看取りでの薬剤師の役割

事例39 看取りに直面し，主介護者が精神的に不安定になった

　患者は80代女性．多発性骨髄腫で治療中であり，要介護4の認定を受けている．娘家族と同居しており，家族による丁寧な介護を受けている．経済的に安定していて，家族とのコミュニケーションも密である．

　処方薬の服用には特に問題はなく，患者本人の意識がしっかりとしている時は服薬指導を熱心に聞いていた．しかし，嚥下がだんだんと困難になるにつれて，食事摂取がほぼ不可能になり薬の服用も困難になってきた．そこで，家族からは薬の服用数を少なくしたいとの希望があった．末期は傾眠傾向が増大していくも，家族による語りかけや，マッサージなどがあり，家族とのコミュニケーションを大切にしていた．

　主介護者は患者の娘であり，患者の訴えをすぐに医師，薬剤師に報告し，相談していた，しかし，患者の看取りが近づくにつれ主介護者の精神状態が不安定になることがあった．

これで解決！ ➡ 主介護者の意思を尊重する

　薬の服用数を少なくすることを希望しているので，医師とも相談し，終末期には疼痛コントロールを優先した．嚥下も困難になってきたため処方薬は坐剤，貼付剤で対応することで，疼痛コントロールは良好に保てた．

　主介護者の精神症状が不安定な時は，話に耳を傾け，その意思を尊重した．主介護者の意思を尊重することで不安が解消し，主介護者─薬剤師間の信頼関係を築くことに役立った．その結果，良き相談相手となることができ，主介護者の「看取る力」を強めることができた．このことが，家族と患者のコミュニケーションが終末期であっても維持され，患者と家族の穏やかな時間を過ごす一助になったと思われる．

One Point

　終末期の患者のトータルペイン（全人的苦痛）に対応できるように，緩和ケアチームで関わっていくことが必要である．薬剤師として，疼痛コントロールにより身体的苦痛や精神的苦痛を取り除く働きは大切な役割である．そして，介護者である家族に対しては，不安を聴きだし，不安が低減するように十分な説明，緊急時の対処法や連絡先の確認が重要である．それらとともに，介護ストレスから疲労感をもちやすい家族にねぎらいの言葉や共感的言葉も忘れてはならない．基本的な医療者の態度として，日本在宅ホスピス協会が提示している「在宅ホスピスケアの基本理念」が参考になる（表1-32）[i]．

表1-32　在宅ホスピスケアの基本理念

1）患者や家族の生命・生活の質（QOL）を高め，患者と家族が希望を持ち続けながら，安心して"すまい"で過ごせるケアを実施する．
2）人が生きることを尊重し，人それぞれの死への過程に敬意をはらい，死の質（QOD）を高める．
3）患者の痛みやその他の不快な身体症状を緩和するとともに，心理的・社会的苦痛の解決を支援し，スピリチュアルな痛みに共感し，生きることに意味を見いだせるようにケアする．
4）患者の自己決定と尊厳を最大限に尊重し，家族の思いも大切にする．

（文献1より転載）

● トータルペイン（全人的苦痛）

　本事例の患者は，精神的にも物質的にも良好な環境にあって穏やかな様子がうかがえる．しかし，終末期の患者は，死を受容しているようにみえる場合でもトータルペインをもっているといわれている．トータルペインとは，身体的苦痛，精神的苦痛，社会的苦痛，スピリチュアルペインの4つの痛みである．これら4つの痛みについて，つらさを和らげる医療やケアを積極的に行うことで，患者の療養生活の質をより良いものにしていける．

　このなかで，スピリチュアルペインはなじみが薄い言葉でとらえにくいと思われるので，終末期の患者が語ったスピリチュアルペインを6つのカテゴリーに分類したものを以下に示す[2]．①病気と闘いながら生きながらえるつらさ，②衰えていく自分をみるつらさなどからくる葛藤，③死に対するおそれや葛藤，④生きたいという思い，⑤自分の人生の後悔や反省，⑥家族や大切な人と別れるつらさである．薬剤師は主に疼痛コントロールなど身体的苦痛を取り除くことが専門的役割であるが，終末期の患者と家族のケアの問題に取り組んでいるロバート・バックマンが「相手の気持ちを理解しようとすればするほど，より多くの援助を相手に提供することになる」と述べていることからも[3,4]，薬剤師も患者の話を傾聴し，患者の希望，人生観や価値観を認め，支えることによってスピリチュアルケアの一端を担うことができるだろう．医療者の業務は多忙を極めるが，ロバート・バックマンは「"時間"はあなたがいつも与えることのできる最大の贈り物」と述べ，援助者としてなすべきことの一つに挙げている[3,4]．

● 終末期の患者への服薬指導

　本事例でも行っていたように，患者の意識がある場合は主介護者ではなく本人に対して服薬指導を行うというスタンスが必要である．これは，患者を尊重しているというメッセージであり，最後まで患者自身が意思決定を行い，納得のいく治療を受けることを援助することになる．

● 終末期の患者の家族介護者への関わり・不安への対応

　服薬管理がしやすい工夫や情報を提供することは言うまでもないが，本事例でも示されているように，家族介護者の不安への対応が大切となる．家族の精神的苦痛は，患者の身体の状態や心の状態に密接に関連することが示されている[5,6]ことからも，抱えている不安が何であるかを引き出すことが重要である．

終末期患者の家族介護者の不安は多岐にわたり，患者をどう支えていったらいいのか悩んだり，社会的，経済的な問題が生じることも少なくない．そのなかで家族介護者の心を占める大きな不安は，「（患者が）いつ死んでしまうかわからない」ということである．これは，不安を通り越し「怖い」という言葉で表現されたりする．この不安は，フロイトによって「予期悲嘆」と名付けられている．Randoは家族の予期悲嘆について，死という最終的な喪失ばかりでなく，過去と現実の喪失や，将来の夢・希望の喪失，つまり日常生活や人間関係などの喪失も経験していることを述べている[7]．そのため，在宅で看取る家族への支援を行うためには，家族の予期悲嘆をよく理解し，支えていくことが必要である．医療者は家族介護者の心の準備ができるように患者の今後の見通しも含めた情報を伝えたり，家族介護者にわき起こるさまざまな感情を受け止めつつ，少しずつ愛する対象の死を受け止めていけるよう，見守り続けることも重要である．

患者が自ら意思決定をできなくなった場合，家族介護者はさまざまな場面で重要な選択決定者の役割を担うことになる．そのような場合，家族介護者は決定するまで悩み，決定後も「これでよかったのか」と自責の念をもつことが少なくない．家族介護者が意思決定しやすいような丁寧な説明や情報提供が大切であり，このように気持ちの揺れる家族介護者には，その決定を尊重する態度や，「それでよかったのではないでしょうか」と温かい視点で述べることも重要である．

家族介護者は，看取り後も継続して介護への後悔や自責の念をもちやすい一方で，在宅で看取ることによって肯定的感情をもつことも少なくない．それは，患者の希望通りに家で看取ることができたという達成感，充実感，そして大役後の安堵感，家族の時間をゆっくりもてた満足感，自己成長の実感などがある．

では，在宅での看取り後の家族介護者の達成度・満足度を高めるには，死別前の支援として医療者はどのようなことをすればよいだろうか？ 桂らの調査によると，①介護者と患者との関係性を良好に保つよう関係調整を図ること，②介護者が健康を維持しながら介護できるように健康管理を支援すること，③介護者の生きがいを尊重することが挙げられた[8]．これらを踏まえた関わりが大切と考えられる．

医療者の悲しみへの対応

医療者にとって，担当の患者が亡くなる経験は少なくないものの，心理的な葛藤や悲しみが生じるものである．長く関わってきた場合はなおさら強く感じるであろう．そのような時，「医療者だから悲しみを表に出してはいけない」という考えで気持ちを抑圧すると，実は悲しみが長引いてしまう．悲しいと感じたり，つらいと感じた時は，同じチーム医療者に話すことが大切で，亡くなった患者のことをしみじみと語り合える雰囲気をチーム内で作っておくことも重要である．特に新人の薬剤師が看取りを体験した場合は，感情を表出できる環境を周りが提供する必要があるだろう．

B 在宅での看取りに関する注意点

家族介護者の意思を尊重

　わが国では在宅での看取りが推進されているが，終末期の患者はトータルペイン（全人的苦痛）を抱え，身体的にも病状変化が著しいことから，介護，看取りをする家族の負担は大きく，家族介護者は「第2の患者」ともいわれている．

　家族が安心して自宅で看取りを行うには，薬剤師は訪問診療医や訪問看護師，ケアマネジャーなどの多職種と緩和ケアチームを作り，家族を含めたチーム内で患者の療養の目的や希望について情報共有されていることが大切である．そのためには，家族介護者の意思を尊重し，希望を明確にしておく．話しにくいことを避けた結果，医療者と家族介護者間で考えにズレが生じてしまっていたということもあるため，しっかりと話し合いをする機会を設けることに注意したい．特に，緊急時の対応方法をチームのメンバー同士や主介護者とあらかじめ確認しておき，家族介護者の不安を少なくしておくことが重要である．「どのような時に，誰に連絡をとったらいいか」についても確認しておく必要がある．

周囲の家族への配慮も重要

　主介護者以外の家族も神経を張りつめ，疲労していることも少なくない．そこで，主介護者への対応と同様，家族がどんなことで困っていたり心配しているかを具体的に把握することが大切である．そして，知り得た情報は他の医療チームメンバーとも共有し，各自何ができるかを話し合うことも必要である．また，医療者のちょっとした言葉がけや話を聴く態度が，家族にとって，不安そのものの解消に及ばないとしても，心強い味方となるだろう．

傷付ける言葉と癒す言葉

　安易な励ましの言葉は，たとえ善意から出た言葉であっても，患者を傷付けてしまうことを覚えておかなければならない．例えば，患者が「もう私はだめかもしれない」といったような弱音を漏らした際，医療者はいたたまれなくなり，なんとか励ましの言葉をかけないと，と思い「そんなことを言わず頑張りましょうね」と言ってしまったりする．患者は頑張って，頑張り通してきたが，もう疲れたという状態の時に漏らした言葉であるのに，このような返答では「私はこれ以上どうやって頑張ればいいのか」と，医療者に理解されていないという孤立感や苦しみをもつことになる．また，「元気そうだね」「早く元気になろうね」といった何気ない言葉も，患者の病気での苦悩が高い場合は傷付ける言葉になることがある．これは，患者が自分の心情に対する医療者の「思いの至らなさ」を敏感に感じ取り，傷付くのである[9]．

　では，こころを癒すために「どのような言葉をかければいいのか？」と考えてしまうが，緩和ケア医である明智は「残念ながら，そのような魔法の一言はない」と述べ，それでも「ほんの少しだけこころを癒すことができる言葉は，多分，たくさんある」と優しさや思いやりが溢れ出ている言葉のもつ力が大きいことも語っている．また，空回りな励ましの言葉より「患者の感じている

苦しさを理解しようとする努力」,「患者が発する言葉をしっかり傾聴しようとする真摯な態度」が患者のこころを癒すことを伝えている[9]. 沈黙をおそれてはならない. 人は耐えられないほどつらい状況の時, 誰かがそばに寄り添ってくれるということに救われることが多い. 沈黙も非言語コミュニケーションの一つとなる. 言葉を添えるにしても, 傍らに座り,「そのように思われるほどおつらいのですね」といった, その人の心の状態に思いをはせたごく短い共感的な一言を伝えることができたら, 患者は「理解してくれた」と感じ, 少しだけ癒されるのではないかと考える.

遺族としての家族へ

死別後の悲嘆は, 精神面では無気力, 面倒・億劫, 意欲・活力の低下といった気分の不調や心残りや喪失感といった故人への思慕, 自責の念や罪悪感, 行動面では閉じこもり, 人や薬, 酒などへの依存, 身体面では睡眠障害や食欲不振などさまざまな反応が生じる[6]. 遺族の悲嘆も一人ひとりで異なっている. 配偶者との死別は回復が遅く, 特に男性は回復が遅れやすい. 男性は, 女性よりも相談相手が少ないことが要因とされている[10].

配偶者との死別直後, 多くの高齢者はうつ状態に陥りかつ身体的健康も低下するが, 1年以上経過すると精神的・身体的健康を回復させている. 精神的健康の回復には周囲の人たちから情緒的な社会的支援が得られるか否かが重要であるが, 身体的健康の回復には効果を示さないことが指摘されている[11]. そこで, 薬剤師ならではの健康サポートが生かされるだろう.「自分は何もしてあげられなかった」「ああしてあげればよかった」など, 死別後に苦しむ遺族に対して, 健康サポートをしながら「本当によくなさったと思います」「○○さん（遺族）が元気でいることで, △△さん（故人）も安心されると思いますよ」など, 遺族の否定的な言葉を温かい言葉で包みこんでいくことが大切と考えられる. また, 故人をよく知っている者として, しみじみと思い出話ができる相手であることも, 故人との関わりを整理し, こころのなかでその故人の姿を安らかで穏やかな存在として受け入れるようになっていくという「悲哀のプロセス」を助けることになるだろう.

介護中に感じる家族のさまざまな喪失に関する不安や葛藤などの「予期悲嘆」については前述した（→p.105）が, 死別後の悲嘆は予期悲嘆とはまた異なるとされている. 死別後の悲嘆はどのようなものかということを, 小野がインタビュー調査によって明らかにしている[12]. 遺族の悲嘆とは,「介護を終えた喪失感」「介護の道のりに葛藤が残る」「自分の老いを不安に思う」という感情であった. そこで医療者は, 家族に介護に悔いを残さないような日々の支援, そして, ねぎらいの言葉, 継続的な健康サポートを介した関わりが重要と考えられる.

在宅での看取りまでのプロセス

長江らは, 看取りまでの経過を「導入期」「安定期」「臨死期」の3期に分けて, 看護師の家族支援の在り方を示している[13]. このモデルは薬剤師にも適用できるであろう.

導入期

家族とコミュニケーションを十分にとり, 看取ることへの家族の思いを聴きだし, 確認, 支持, 尊重, そして説明ということを繰り返しながら,「家族の考え方を知る」. そして, 在宅ケア

の情報を伝え，在宅で受けたい医療，受けたいケアについて家族に語ってもらい，「家族の考えに沿う」ようにする．次に，疼痛緩和など「今後の見通しやケアの方向性を見いだす」支援をし，それらを緩和ケアチームで共有する．家族にとって今までとは違う生活への適応を余儀なくされるが，できるだけ「今までの生活を維持できるように働きかける」ことも大切である．

✎ 安定期

介護者を中心とした家族全体を「ケアの対象としての家族」と捉え，「看取る者としての家族」へ，治療やケアへの具体的教育を行うようにする．そして，安定期だからこそできる，家族の時間を意味あるものとする「今できること／しておきたいこと（例えば旅行，外出など）を支援する」．この時間を過ごすことで，後悔しない看取りへと導くことができる．家族の力を見極めながら，家族が「できることをしてあげられた満足」を感じられるような機会を設けたりして「看取りの準備」を支援していく．

✎ 臨死期

差し迫った死を意識して，家族は不安と緊張が入り混じった状態である．そこで，具体的に死の過程やその時の対応法など「看取り方を教える」．そして，不安になり心が揺れる「家族一人ひとりの思いと関係性を調整する」．看取る時に家族が対応困難であれば，緩和ケアチームが対応（往診や訪問看護など）できることを保証し，「看取る力を支える」．家族全員がよかったと思える看取りができるように，もう一度看取り方を教え，慌てることがないように，「看取りへの参加・後悔しない看取り」を支援する．

🏠 QODを高める

今後，超高齢社会の日本は死亡数が急増し，「多死社会」が到来する．死亡数は年々増加しており，団塊ジュニア世代が高齢者になる2040年には，年間の死亡数は1989年の2倍を超える約168万人になると見込まれている[14]．そうした社会では，「より良い逝き方」を考える死の質（quality of death; QOD）という視点が注目されている．生活や人生の質（QOL）を高めようと最期までより良く生きることを支えることが，死の質も高めるとの考え方である．

QODを高めるには，望んだ「死に場所」や治療法が得られ，苦痛が少なく，人生の振り返りや遺言・墓などの準備をし，家族と過ごす時間があることなどが必要とされる．内閣府が2012年に55歳以上に行った調査[15]では，「自宅で最期を迎えたい」と回答した人が54.6％だったのに対し，実際は8割近くが医療機関で死亡している[16]．国は今後，急増する死者数を病院で受け入れきれないこともあり，在宅看取りを進めている．多死社会に向け，薬剤師が在宅での緩和ケアチームで専門的役割を担い，QODの向上に貢献していくことが期待される．

（中島 園美）

● 引用文献

1）日本在宅ホスピス協会：在宅ホスピスケアの基準．〈https://n-hha.com/about.html〉

2）川崎雅子ほか：終末期患者から学んだスピリチュアルペインとケア ―患者との会話場面を通して―．新潟がんセンター病医誌，44：27-31，2005．

3）ロバート・バックマン 著，上竹正躬 訳：死にゆく人と何を話すか．メヂカルフレンド社，1990．

4）Buckman R：I don't know what to say -how to help and support someone who is dying. Key Porter Books, 1988.

5）Emanuel EJ, et al：Understanding economic and other burdens of terminal illness：the experience of patients and their caregivers. Ann Intern Med, 132：451-459, 2000.

6）宮林幸江：日本人の死別悲嘆反応：グループ療法の場を活用した記述の分析．日本看護科学会誌，25：83-91，2005．

7）Rando TA：A comprehensive analysis of anticipatory grief：Perspectives, processes, promises, and problems. In：Loss and anticipatory grief. pp3-37, Lexington Books, 1986.

8）桂　晶子ほか：在宅介護終了後の家族介護者の達成感・満足感および空虚感と死別前要因との関連．宮城大学看護学部紀要，9：1-9，2006．

9）明智龍男：がんとこころのケア．NHK出版，2003．

10）人見裕江ほか：高齢者との死別による介護者の悲嘆とその回復に関連する要因．川崎医療福祉学会誌，10：273-284，2000．

11）岡林秀樹ほか：配偶者との死別が高齢者の健康に及ぼす影響と社会的支援の緩衝効果．心理学研究，68：147-154，1997．

12）小野若菜子：高齢者を自宅で看取った家族介護者の死別後の適応．聖路加看護大学紀要，39：28-35，2013．

13）長江弘子ほか：在宅ホスピスケアにおける家族支援の構造 ―訪問看護婦の支援に焦点を当てて．聖路加看護大学紀要，26：31-43，2000．

14）厚生労働省：令和2年版厚生労働白書 ―令和時代の社会保障と働き方を考える―．〈https://www.mhlw.go.jp/stf/wp/hakusyo/kousei/19/index.html〉

15）内閣府：平成24年度　高齢者の健康に関する意識調査結果．〈https://www8.cao.go.jp/kourei/ishiki/h24/sougou/gaiyo/index.html〉

16）厚生労働省：令和2年人口動態調査統計表　上巻 5-6　死亡の場所別にみた年次別死亡数百分率．〈https://www.e-stat.go.jp/stat-search?page=1&toukei=00450011〉

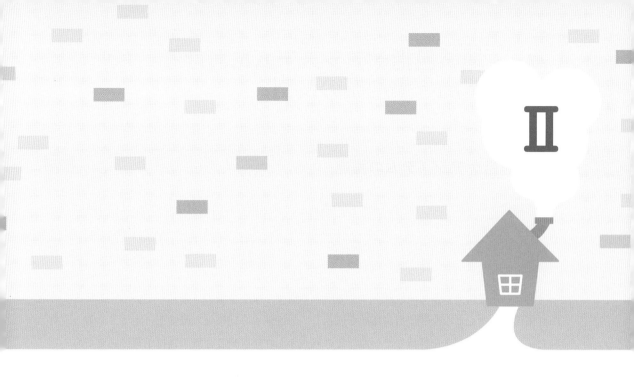

本当は在宅に行く前に
知っておきたい知識

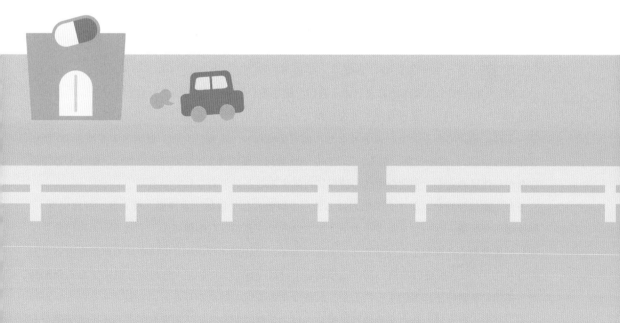

1 地域包括ケアシステムにおける薬局・薬剤師の役割

A 地域包括ケアシステムの推進

　高齢化の進展に伴い，要介護高齢者の増加，介護期間の長期化が進む一方，核家族化の進行，介護者の高齢化などにより，家庭での介護機能が低下してきている．また，団塊の世代が75歳以上となる2025年を目途に，要介護状態になっても高齢者が住み慣れた地域で自分らしい暮らしを最後まで続けることができるように，医療，介護，予防，住まい，生活支援が一体化したサービスを提供できる地域包括ケアシステムの構築を厚生労働省は推進している．これまでの急性期医療を中心とした医療提供体制を転換し，急性期から回復期，慢性期，在宅，介護と一貫した医療提供サービスを目指している．この観点から在宅医療と介護の連携が特に必要である[1]．

　地域包括ケアシステムを実現するために，介護保険法の創設や医療法の改正が進められた．地域包括的なシステムの構築が進むなかで，薬局・薬剤師にとって重要なことは，1992年の医療法改正で薬剤師が「医療の担い手」として明記されたことに続き，2006年の改正で薬局の機能面を重視し「調剤を行う薬局」を「医療提供施設」として法的に位置付けられたことである．薬局が医療提供施設として位置付けられたことで，地域医療と薬局・薬剤師の関係は新しい局面を迎えることになった[2]．

B 薬局・薬剤師に期待されていること

　地域包括ケアシステムにおける薬局・薬剤師の役割として期待されていることは3つある．1つめは在宅医療・外来医療における「適切な薬物療法の提供」，2つめは住民の「健康の維持・増進」のためにOTC，健康食品などを提供し，その適正な使用促進による健康の確保，3つめは最も気軽に相談できるファーストアクセス機能を活用し，医療，介護，健康・栄養相談の「適切な相談窓口」としての役割である．「かかりつけ薬局・薬剤師」として，かかりつけ医などと連携しながら住民の安心・安全な生活の確保に貢献することが求められている[3,4]．

　また，地域包括ケアシステムにおけるチーム医療には，医師，看護師，薬剤師，管理栄養士，保健師，介護職，ソーシャルワーカー，ケアワーカーといった多職種が，それぞれの専門性を生かして患者やその家族を支えることが重要である．2009年から2010年にかけて厚生労働省で開催された「チーム医療の推進に関する検討会」の報告書[5]によると，薬剤の専門家である薬剤師が主体的に薬物療法に参加することが，医療安全の確保の観点から非常に有益であるにもかかわらず，在宅医療をはじめとする地域医療において薬剤師が十分に活用されておらず，看護師などが居宅患者の薬剤管理を担っている場面も少なくないとされている．また，こうした状況を踏まえ，現行制度の下，薬剤師が実施できるにもかかわらず，薬剤師が十分に活用されていない業務を改めて明確化し，薬剤師の活用を促すべきである，とされている．

　薬剤師による在宅医療・介護への取り組みが十分に実施されていない背景の一つには，多職種間での連携不足がある．他職種に薬剤師が介入する意義を理解してもらい，必要に応じて訪問の依頼・相談ができる顔の見える関係を築かなければならない．そのためには，薬局・薬剤師側からの積極的な情報発信や普及活動が重要である．また，薬剤師数が少ない小規模薬局では，在宅での薬学的管理指導に積極的に関わっていくには負担が大きい．しかし，訪問薬剤管理指導を主に行っている薬局（在宅基幹薬局）と連携することで，在宅協力薬局として小規模であっても在宅医療・介護に積極的に取り組むことは可能である．

（長嶺 幸子）

●● 引用文献

1）厚生労働省：平成28年版厚生労働白書 ―人口高齢化を乗り越える社会モデルを考える―.〈https://www.mhlw.go.jp/wp/hakusyo/kousei/16/〉
2）長嶺幸子：社会薬学への招待. 法律文化社, 2008.
3）中井清人：地域包括ケアシステムにおける薬剤師の役割. 社会薬学, 36：36-38, 2017.
4）勝山佳菜子：地域包括ケアシステムにおける薬剤師・薬局の役割について. 第128回市町村職員を対象とするセミナー「地域包括ケアシステムにおける薬剤師・薬局の役割」, 2017.
5）厚生労働省：チーム医療の推進について（チーム医療の推進に関する検討会 報告書）.〈https://www.mhlw.go.jp/shingi/2010/03/s0319-9.html〉

●● 参考文献

・第205回中央社会保険医療協議会総会　資料3「在宅医療における薬剤師業務について」.〈https://www.mhlw.go.jp/stf/shingi/2r9852000001uo3f.html〉
・薬局経営NAVI：よくわかる！在宅訪問の報酬2021年版.〈https://yk-navi.jp/column/1043/〉
・新型コロナウイルス感染症の拡大に際しての電話や情報通信機器を用いた診療等の時限的・特例的な取扱いについて. 厚生労働省事務連絡, 令和2年4月10日.

2 医療保険制度と介護保険制度

A 社会保険制度

医療保険や介護保険は，社会保障のうち社会保険に分類される．社会保険制度は大きく分けて社会保険と労働保険からなっており，労働保険には雇用保険制度と労災保険制度，社会保険には医療保険制度と介護保険制度，年金保険制度がある．

医療保険制度は社会保険方式*によって運営されており，医療費の相互扶助制度といわれている．また介護保険制度は，介護を社会的に支える仕組みで，保健・医療・福祉サービスを総合的に利用できる制度である．介護保険制度も医療保険制度と同じように社会保険方式によって運営されており，その財源は40歳以上の国民からの徴収による保険料と公費負担で賄われている．

B 医療保険制度，介護保険制度における薬学的管理指導業務

薬剤師が行う在宅での薬学的管理指導業務は，医療保険対象となる「在宅患者訪問薬剤管理指導」と介護保険対象となる「居宅療養管理指導（要介護）」，「介護予防居宅療養管理指導（要支援）」に大きく分けられる．薬学的管理指導業務の内容に，医療保険対象と介護保険対象において大きな差はない．しかし，行った業務に対する報酬の請求先や保険点数，加算の算定内容に違いがある．また，患者の入所施設の形態や患者の疾患によっても保険料の算定が違ってくる．

● 医療保険制度での薬学的管理指導業務 ‥‥‥‥‥‥‥‥‥‥‥‥‥‥‥‥‥‥‥‥‥‥‥‥‥

在宅医療で保険薬局が医療保険で算定できる調剤報酬を以下に示す．なお，本内容は2022年5月20日現在の情報に基づいて執筆した．また，詳細は成書を参照されたい．

🔖 在宅患者訪問薬剤管理指導料

継続的な療養が必要で，かつ家族などの介護者の助けがなければ通院できない患者に対して医師の指示に基づき管理指導計画を立てて訪問し，処方薬の指導や管理を行い，処方医に対して訪問結果について必要な情報提供を行った場合に，月4回を限度に算定できる．なお，単一建物診療患者の人数によって算定が変わる．

🔖 麻薬管理指導加算

在宅患者訪問薬剤管理指導料が算定されている患者に麻薬の投薬が行われており，使用に関して状況確認や取り扱い方法の注意，副作用の有無等について患者に確認し必要な薬学的管理と指導を行った場合，指導1回につき所定点数に加算できる．

＊：加入者が保険料を拠出し，それに応じて給付を受ける仕組み．

乳幼児加算

在宅管理訪問薬剤指導料が算定されている6歳未満の乳幼児に対し，患者または家族等に必要な薬学的管理と指導，確認を行った場合に加算が認められている．患者の体重など必要事項の確認を行った上で，患者の家族に対して適切な服薬指導を行った場合に算定できる．

在宅患者緊急訪問薬剤管理指導料

訪問薬剤管理指導を行っている患者の急変などにより，計画的な訪問薬剤管理指導とは別に薬学的管理を行った場合に算定できる（在宅患者緊急訪問薬剤管理指導料1）．また，計画的な訪問薬剤管理指導の対象になっていない疾患の急変等に対応するために緊急に患者宅を訪問し，必要な薬学的管理および指導を行った場合にも算定できる（在宅患者緊急訪問薬剤管理指導料2）．在宅患者緊急訪問薬剤管理指導料は，1と2を合わせて月4回に限り算定可能である．また，在宅患者訪問薬剤管理指導料と同様に，麻薬の投薬が行われている場合や6歳未満の乳幼児の場合には，麻薬管理指導加算と乳幼児加算がそれぞれ算定できる．

在宅患者緊急時等共同指導料

訪問薬剤管理指導を行っている患者の急変や診療方針の変更などの際に，処方医の求めにより，患者に関わる医療従事者と共同でカンファレンスに参加し，共同で療養上の必要な指導を行った場合に，月2回まで算定できる．この場合も在宅患者訪問薬剤管理指導料と同様に，麻薬管理指導加算と乳幼児加算が算定できる．

退院時共同指導料

患者が病院から退院して在宅医療に移行する際に，保険薬局の薬剤師が患者の同意のもと，医療機関で医師や看護師とともに退院後の療養生活に必要な指導を行った上で文書により情報提供した場合，入院中に1回のみ算定することができる．ただし，厚生労働大臣が定める疾病等の患者については，入院中2回まで算定できる．

在宅患者重複投薬・相互作用等防止管理料

在宅患者訪問薬剤管理指導料，在宅患者緊急訪問薬剤管理指導料および在宅患者緊急時等共同指導料を算定している患者の薬歴に基づき，薬剤の重複や相互作用防止などのために処方内容に変更があった場合に算定できる．また，残薬調整についても，処方内容に変更があった場合に算定できる．

オンライン服薬指導料

オンライン服薬指導料の構想は，新型コロナウイルスが顕在化する前から進められていた．はじまりは2015年の日本再興戦略で，「国家戦略特区ではテレビ電話での服薬指導が可能になるよう法的措置を講じる」という方針が明記されたことである[1]．その後数年にわたり実証実験や議論が重ねられ，2019年11月に薬機法が改正された．2020年9月に施行される予定であったが，新型コロナウイルスの感染拡大により，厚生労働省から時限的・特例的にオンライン診療，服薬指導を解禁する「0410対応」（0410通知）[2]が出され，2020年4月に予定より前倒しで初診患者のオンライン服薬指導が時限的・特例的に解禁された．なお，外来のオンライン服薬指導料（薬剤服用歴管理指導料4）と，在宅患者のオンライン服薬指導料（在宅患者オンライン薬剤管理指導

料）は点数が異なる.

「0410対応」と改正薬機法は，オンライン服薬指導を認めるという点では共通しているが，対象患者や調剤報酬に違いがあり，現状は根拠となる法制度が二重に存在していることになる．今後は「0410対応」と改正薬機法のメリット，デメリットを踏まえながら検討を進めていくものと考えられる.

● 介護保険制度での薬学的管理指導業務 ·····························

継続的な療養が必要で，かつ家族などの介護者の助けがないと通院できない65歳以上の要支援1，2または要介護1〜5の認定を受けている患者，あるいは40〜64歳の末期がんなどを含む16種類の特定疾患のいずれかにより要介護・要支援認定を受けた患者が対象になる．保険薬局が介護保険で算定できる介護報酬を以下に示す．なお，本内容は2022年5月20日現在の情報に基づいて執筆した．また，詳細は成書を参照されたい.

◤ 居宅療養管理指導費・介護予防居宅療養管理指導費

薬剤師が処方医の指示により利用者宅を訪問し，薬学的管理指導を行い，処方医に訪問結果を文書で報告しケアマネジャーおよび処方医以外の医療関係者に対する必要な情報提供を行った場合に，月4回を限度に算定できる．末期がん患者および中心静脈栄養患者の場合は，週2回かつ月8回を限度に算定できる．なお，要介護者に対しては「居宅療養管理指導費」，要支援者に対しては「介護予防居宅療養管理指導費」を算定する.

また，2021年度の介護報酬改定で，居宅療養管理指導に「薬局の薬剤師が情報通信機器を用いて行った場合（オンライン）」の算定が，月1回に限り新たに認められた．居宅療養管理指導費を月1回算定していて，医師による訪問診療を受けた患者が算定対象になる．月2回訪問を行っている患者に対し，1回をオンライン服薬指導に切り替えることを前提にしている.

◤ 麻薬管理指導加算

居宅療養管理指導または介護予防居宅療養管理指導が算定されている患者に麻薬が投薬されている場合，麻薬を調剤し，その服用および保管の状況，副作用の有無等について確認し，必要な薬学的管理指導を行うと加算できる.

◤ 特別地域加算，中山間地域等における小規模事業所加算，中山間地域等に居住する者へのサービス提供加算

離島や中山間地域等の要支援・要介護者に対する訪問介護等の提供を促進する観点から，他の訪問系サービスと同様に，居宅療養管理指導でも，特別地域加算，中山間地域等における小規模事業所加算および中山間地域等に居住する者へのサービス提供加算を算定することができる.

特別地域加算は，介護保険において「特別地域」に定められた地域（離島や山村など）に所在する保険薬局が居宅サービスを行う際に加算できる．中山間地域等における小規模事業所加算は，介護保険で「中山間地域等」に定められた地域（特別地域の対象地域を除く豪雪地帯，過疎地域など）に所在する小規模保険薬局が居宅サービスを行う際に加算できる．中山間地域等に居住する者へのサービス提供加算は，特別地域，中山間地域等に居住している利用者に対し，通常の事業

の実施地域を超えて居宅サービスを行う際に加算できる.

●

　2022年4月の調剤報酬改定で，在宅患者緊急オンライン薬剤管理指導料・在宅患者医療法麻薬持続注射療法加算・小児特定加算・在宅中心静脈栄養法加算が新設された．詳細は厚生労働省の発表を参照されたい.

　2025年の地域包括ケアシステムの構築の実現に向け，本改定では在宅実績やICT化の推進，患者の状態に応じた高度な在宅薬学管理業務や医療的ケア児の在宅に対する薬学的管理などが評価され，より密接な医療機関などとの連携の必要性および在宅介護における薬剤師業務の重要性が期待される改定となっている.

（長嶺 幸子）

C 保険からみた在宅訪問の流れ

在宅訪問開始（図2-1[3]）

　在宅訪問のきっかけは，患者本人・家族からの申し出の他に薬剤師やケアマネジャー，介護に関わる人々からの提案，医師（または歯科医師）からの指示によるものがある．どの場合でも患者本人の状況をしっかりと把握し，「お薬の配達」ではなく，多職種間で連携し薬剤師がどのように患者の薬物治療の手助けができるかをしっかりと説明をした上で，患者本人・家族の同意を得て開始することが必要である.

　特に薬局では，健康相談や外来での処方箋の応需などで，在宅訪問開始までに長期にわたり患者本人・家族と関わっていることが多く，家族構成や心身の状況・認知機能の変化に早期に気づ

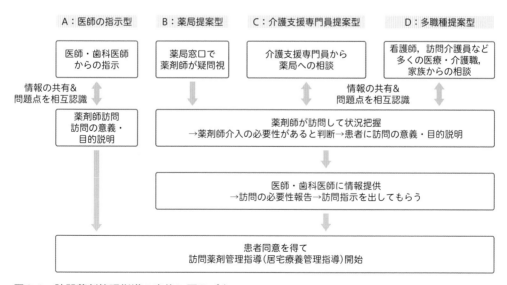

図2-1　訪問薬剤管理指導の実施に至るパターン

（文献3より転載）

くことができる．在宅訪問に至らない例でも，介護の必要性が見受けられた場合は早期に地域包括支援センターなどと情報共有を行うことも大事である．

✎ Point

日頃より介護連絡会などに出席し，地域のケアマネジャーなどと連携を取りやすい関係を作っておくと情報交換がスムーズに行える．また，介護連絡会などで薬剤師の職能や在宅訪問での薬剤師業務などをしっかりと伝え，介護計画の薬物治療部分については薬剤師の関わりが必須であることを認識してもらえるようにする．

入院患者が退院後に在宅医療となる場合は，入院中に担当医師・在宅医療に関わる地域の医師やケアマネジャー・看護師などのメンバーで退院時カンファレンスを病室などで行うことがある．入院中の状態や退院後の注意事項などを医師・看護師・病院薬剤師と意見交換できる良い機会であるため，地域連携室や患者本人・家族などから退院後の在宅訪問の打診があった場合はぜひ参加させてもらえるように声かけを行っておくと，退院後在宅訪問時のアセスメントが立てやすくなる．なお，本人・家族の同意を得て参加した場合，調剤報酬の「退院時共同指導料」が算定可能である（→ p.115）．

● 薬局として必要な届出

在宅訪問指導を行うために必要な役所への届出や薬局内に必要な掲示物の確認，在宅訪問時の薬局内の人員体制などについて確認し，体制が整っていない場合はまず薬局内で話し合いを行う．また，在宅訪問開始に伴う必要書類（契約書，重要事項説明書，薬学的管理指導計画書など）のひな形を，薬剤師会のホームページなどを参照し作成しておくとよい．

✎ Point

医療保険での訪問薬剤管理指導の場合，契約書・重要事項説明書は必要ではなく口頭による同意でも可能であるが，トラブル等を避けるために医療保険用の契約書・重要事項説明書を作り患者の同意を得ることが望ましい．

また，在宅訪問開始後は患者の急な体調変化による処方箋の発行などがあった場合，休日夜間の緊急訪問や訪問時の交通事情などによる長時間の外出で薬局内を留守にするような可能性も考えられるため，薬局での人員の確保について話し合いを行っておく必要がある．

● 患者状態の把握

訪問対象者が通院困難であるか，医師（または歯科医師）から訪問指示がもらえるかの確認が必要である．できれば医師に患者の情報提供書をもらえるよう依頼する．また，処方箋を受け付けてからでは準備に時間のかかる麻薬処方の有無・医療材料処方の有無なども，担当医師に確認しておく．

介護認定の有無によって保険請求方法等も変わるため，介護保険証をもっているか，介護認定はすでに受けているか（要支援1，2，要介護1〜5）の確認も必要である．介護認定を受けている場合は，担当ケアマネジャーと情報共有し服薬などに関する問題点の相互確認を行う必要があ

る．また，あらかじめ患者宅に訪問または電話などを使用して本人・家族と連絡を取り，生活状況や服薬状況，体調など把握しておくことが望ましい．処方箋による訪問指導に先立って患者宅訪問を行う場合は，介護保険証の確認（番号・認定日・認定期間・担当ケアマネジャーがわからない場合は介護保険証で確認），負担割合証（負担割合・適応期間）もあれば確認を行っておくと効率的である．また，障害者自立支援などの公的保険証の有無の確認も行う．

要介護・要支援認定を受けている患者への在宅訪問は，介護保険での訪問薬剤管理指導（居宅療養管理指導・介護予防居宅療養管理指導）となる．介護認定がない（介護保険対象年齢外または介護認定欄が空欄）場合の訪問は，医療保険での訪問薬剤管理指導（在宅患者訪問薬剤管理指導）となる．医療保険での訪問の場合，患者状態を把握しているケアマネジャーなどの介入がないため，患者宅への訪問や電話などによる情報収集のほか，医師（または歯科医師・訪問看護がある場合は訪問看護師など）からも情報収集をしておくと良い．また，車による訪問を考える場合は患者宅周辺の状況（駐車場など）の確認も必要である．

居住系施設への訪問の場合は，施設種類によって訪問薬剤管理指導が算定可能かどうか（表2-1）の確認を行う．また，施設では患者各々の居室へ訪問するため，入浴時間，食事時間，レクリエーション時間など施設の行事と重ならない訪問可能日・時間などの打ち合わせを施設担当者としておくことも大事である．

これらの情報を収集した上で，心身の特性や薬物治療における問題点や課題，実施すべき指導内容，適切な訪問間隔と回数などを考え，薬学的管理指導計画書を作成する．薬学的管理指導計画書は，在宅訪問後に訪問指導結果や医師（歯科医師），ケアマネジャーなどとの情報交換などを踏まえ，少なくとも毎月訪問前までに見直しを行う．薬剤師による在宅訪問は必ず計画書に沿って行う．

表2-1 居住系施設の種類と訪問薬剤管理指導料算定の有無

施設の種類	配置	院外処方せん	訪問薬剤管理指導
養護老人ホーム	医師	○	介護保険のみ○
特別養護老人ホーム（介護老人福祉施設）	医師	○	△*1
軽費老人ホーム（ケアハウス）	―*2	○	△*2,3,5
老人保健施設（介護老人保健施設）	医師・薬剤師	△*4	×
認知症対応型共同生活介護（グループホーム）	―	○	○*5
有料老人ホーム	―	○	○*3,5
サービス付き高齢者向け住宅	―	○	○*3,5

＊1：末期悪性腫瘍患者のみ医療保険で算定可．薬剤服用歴管理指導料算定可能
＊2：A型（50名以上入居）の場合は医師が配置されているため算定不可
＊3：要介護認定がある場合は介護保険で算定，ない場合は医療保険で算定
＊4：抗悪性腫瘍剤（内服），疼痛コントロールのための医療用麻薬，B,C型肝炎等に対する抗ウイルス剤，人工透析患者に対するエリスロポエチン，ダルベポエチン，B,C型肝炎に対するインターフェロン製剤等は処方箋交付可．ただし，訪問点数は算定不可．
＊5：在宅患者緊急訪問薬剤管理指導料（および麻薬管理指導加算），在宅患者緊急時等共同指導料（および麻薬管理指導加算），在宅患者重複投薬・相互作用防止管理料は算定可能（医療保険で算定）

（文献4を参考に著者作成）

また，訪問間隔が短かったり（6日以上あいていない），訪問指導を算定した同月には薬学的管理指導計画書に記載されている疾患やけがの臨時処方の場合は服薬管理指導料が算定できないなど算定要件の注意事項があるため，算定要件に照らし合わせて訪問日も確認をしておく．

✎ Point

介護保険での訪問の場合，訪問に先立ち担当ケアマネジャーに依頼してサービス担当者会議に参加させてもらうと，患者本人に関わる問題点がより明確になり他職種との連携もスムーズに行うことができる．また，薬剤師の在宅訪問は介護サービス外ではあるが，ケアプランに薬剤師の訪問日を記載してもらい，多職種間でのサービススケジュールを確認できるようにすると，連携がスムーズに行える場合も多い．また，ケアプランの確認により，患者本人との意思疎通が難しい場合の訪問時間を，家族の在宅時間や看護師・ヘルパーの訪問時間に合わせることも可能になる．

● 訪問 ......

訪問前には調剤した医薬品以外に，筆記用具，領収のための釣り銭やセロハンテープ，ハサミなどをあらかじめセットしておく．車を使用する場合は免許証も忘れないように携帯する．

初回訪問時は契約書の説明と同意，重要事項の説明が必要であるため，訪問時間について訪問先と相談の上余裕をもって訪問する．訪問時には，「薬の配達」でなく「薬剤師として薬と体調の管理をしていく」ことを理解してもらうため，契約書の説明箇所は予習し，わかりやすく説明を行うようにする．医療保険での訪問の場合は，口頭で訪問指導の必要性と業務内容を説明し，薬歴に訪問同意の旨を記録しておく．念のため，介護保険と同様の説明書を作成して持参することも推奨される．

在宅患者は高齢者など感染症重症化のリスクが高く，訪問者も感染予防に十分配慮して行動する必要がある．また，施設訪問では施設ごとに感染予防ルールを作成している場合があるため，あらかじめ確認をしておく．感染症をもち込まない・もち出さないことを念頭に訪問を行う．感染症対策について，薬局でもあらかじめマニュアルを作成しておいても良い．

なお，令和3年より情報通信機器を用いた服薬指導に対しての評価も新設され（→p.115），今後は服薬指導において患者の選択肢が増えていくことが予想される．

✎ Point

患者本人・家族が薬剤師訪問日を忘れている場合や，訪問時間前のデイサービスの送迎が遅延する場合などイレギュラーな事項が起こることもあるため，訪問前に電話で在宅しているかの確認を取るとスムーズである．

訪問に際しては，玄関先で処方薬を渡すだけにならないようにする．薬の配置の仕方や工夫，効果・副作用の確認，生活状況の確認，ポリファーマシーの観点からの心身の状態把握といった薬学的管理指導は，患者本人の生活場所である居室内で行うことが大切であるため，薬剤師の仕事について十分に説明し，患者本人・家族との信頼関係を築けるように努力する．場合によっては，初回訪問に担当ケアマネジャーや介護ヘルパーなどあらかじめ信頼関係の築けている他職種の同席も依頼すると話をしやすい．

保険請求（医療保険，介護保険）‥‥‥‥‥‥‥‥‥‥‥‥‥‥‥‥‥‥‥‥‥‥‥‥‥

薬歴への記入（在宅訪問時に必要な算定項目に注意），訪問指示を受けた医師（または歯科医師）への報告（報告書を作成し，持参・FAX・郵送など行う），介護保険の場合はケアマネジャーへ報告（報告書を作成）する．また，訪問看護師へも報告を行っておくと，服薬での連携がスムーズになる．訪問時の状況や報告後の医師（または歯科医師）からの依頼事項，サービス担当者会議などの内容を受けて次回からの薬学的管理指導計画書の見直しを行う．

保険請求では，介護保険対象・医療保険対象それぞれに沿った報酬の請求書を作成する．介護保険を算定できる場合，居宅療養管理指導費・介護予防居宅療養管理指導費は介護保険に，薬剤料・調剤技術料・調剤管理料（重複投薬・相互作用等防止加算を除く）・外来服薬支援料2・服用薬剤調整支援料1・服用薬剤調整支援料2・経管投薬支援料・特定保険医療材料料は医療保険に請求する．介護保険を算定できない（介護認定がない）場合は，在宅患者訪問薬剤管理指導料を含めてすべて医療保険に請求する．

✎ Point

患者が介護保険対象の場合，担当ケアマネジャーが在宅患者に関わる事業者を集めてサービス担当者会議を開催している．介護サービス外である薬局に声がかからない場合があるが，患者本人・家族の状況や介護においての目標の把握，服薬の観点からの意見交換などができる良い機会であるため，ぜひ参加させてもらえるように依頼をしておく．

特に一人暮らしの要介護者では，服薬サポートや服薬後の状態把握において実際に生活場面でのサポートをしている介護ヘルパーがキーマンになることが多い．また，施設では施設職員が配薬を担当していることも多いため，ヘルパーや施設職員にも処方薬の説明を行い連携を取ることで，より良い薬物治療が行える．

前述のとおり，同月内では算定できない指導料などがある．レセプトコンピュータには算定可否がプログラムされていることも多いが，請求時には算定要件の確認を自身でも行う必要がある．

在宅訪問の提案・依頼から保険請求までの流れを**図2-2**に，在宅訪問を行うためのチェックシートを**表2-2**に示す．

事例40　老老介護で患者の妻のストレスがたまっている

80代男性．2型糖尿病，認知症．同年代の妻との二人暮らしで，高齢者が高齢者を介護する老老介護状態である．病院には車いすで，妻が付き添って定期受診している．糖尿病治療薬，インスリン，抗認知症薬（ドネペジル）が処方されている．薬は本人が管理しているが，アドヒアランス不良により血糖コントロールが不良である．認知症も徐々に進行している様子である．週に1回はデイサービスを利用するが，在宅時に突然激怒するなど状態が悪化すると，妻は外出もできずストレスがたまっている．血糖コントロールが悪いことから，妻より薬局に相談があった．

■■■ これで解決！➡ 居宅療養管理指導により薬剤師が介入する

薬剤師から主治医に，薬剤師による居宅療養管理指導を提案した．医師の指示のもと在宅訪問

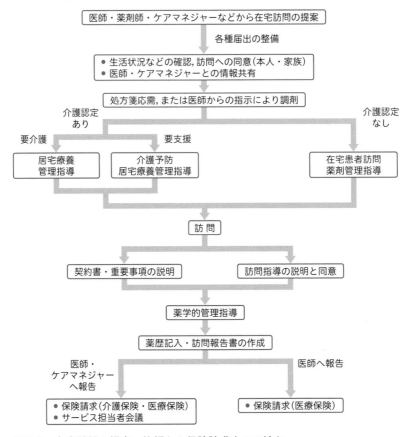

図2-2　在宅訪問の提案・依頼から保険請求までの流れ

を行い，残薬整理，お薬カレンダーによる服薬ツールの導入を提案し行った．また，ドネペジルの副作用（易怒性）疑いを医師に報告したところ，休薬となった．患者の妻へは認知症症状の説明と糖尿病の食事療法指導を行った．

　また，担当ケアマネジャーには服薬管理ができていなかった状況や病状，薬剤師の介入内容，妻への指導内容と抱えるストレスについて情報共有を行い，場合によっては介護ヘルパーによる介護サービス導入も視野に入れることを提案した．

　以上の結果，糖尿病治療薬のアドヒアランスが改善し良好な血糖コントロールが維持できるようになった．また，妻は夫の認知症症状への理解と受け入れによりストレスが軽減された．

➡ One Point

　高齢化・核家族化により老老介護が増え，介護者が誰にも相談できず患者とともに倒れてしまうケースが見受けられる．また，病識不足などによるアドヒアランスの不良で症状を悪化させてしまうこともある．高齢者は本当のことを話さず「頑張りすぎる」傾向もあり，薬局の窓口での対応だけでは実際の服薬状況がみえないことが多い．このような場合，医師だけでなく薬剤師が自宅まで訪問して介入することでアドヒアランスが改善されれば，症状の悪化を防ぐこともできる．また，本人・家族のみでなく，ケアマネジャーやヘルパー，他の介護サービス事業者などへ

表2-2　在宅訪問を行うためのチェックシート

準備段階（届出など）の チェック事項	□ 法的整備（届出事項，必要掲示物など） □ 書類整備（契約書，重要事項説明書，薬学的管理指導計画書など）
訪問前の チェック事項	□ 医師（歯科医師）の指示 □ 書類準備（契約書，重要事項説明書，薬学的管理指導計画書などの記載） □ 算定要件（個人，施設種類，末期悪性腫瘍など） □ 医師からの情報提供書（任意） □ ケアマネジャーへの連絡（介護保険の場合） □ 本人・家族との連絡〔生活状況，訪問可能日，訪問可能な時間帯，訪問方法（駐車場・駐輪場の有無，利用交通機関や時刻表）などの確認〕
訪問時直前の チェック事項	□ 身だしなみの確認（髪型，アクセサリー，靴下，爪，白衣の汚れなど） □ 訪問薬剤師の体調確認（体温，咳などの症状の有無） □ 名札（身分証明書），名刺（薬局名・連絡先を大きく） □ 筆記用具（ペン，油性ペン，メモ，ハサミ，チャック付き袋など） □ 朱肉，印鑑 □ 携帯電話 □ 感染対策用品（マスク・消毒用エタノール・ゴム手袋・スリッパ・防護メガネ・フェイスシールド・使用済み品を入れるビニール袋など） □ 小銭，釣り銭（感染対策として必要であれば受け渡し用封筒など） □ 運転免許証（車，バイクの場合） □ 必要であれば電話による訪問確認
訪問後の チェック事項	□ 感染対策（使用済み使い捨て用品の処理や消毒など） □ 訪問薬剤（居宅療養）管理記録簿（薬歴）への記載 □ 医師（歯科医師），ケアマネジャーへの報告 □ サービス担当者会議への参加（介護保険の場合） □ 調剤報酬算定 □ 介護保険の場合，次回訪問の薬学的管理指導計画書の見直し

（文献5-7を参考に著者作成）

のアドバイスも効果的である．

　なお，薬剤師やケアマネジャーからの在宅訪問指導の提案の場合では，在宅における薬剤師の指導について医師に説明し理解してもらった上で指示をもらうことになる．場合によってはケアマネジャー同行で説明をする．非分業医師からの在宅訪問指示では，院外処方箋の発行と，処方箋への「在宅訪問依頼」に関する記載を確認しなければならない．なお，情報提供書（または指示書）は任意だが，提供してもらえると病状や経緯などがわかり，薬学的管理指導計画書を作成する際に参考になりより良い在宅訪問指導となる．

事例41　急な体調変化により，臨時の訪問指導依頼があった

　80代女性．一人暮らし．高血圧症，変形性膝関節症．服薬により血圧はコントロールされ体調は安定しているが，変形性膝関節症で歩行困難なため要介護状態である．通院困難のため，以前より医師による在宅訪問診療および薬局による居宅療養管理指導が行われている．

　ヘルパーより発熱・頭痛症状について連絡があり，医師が訪問，診察した．咽頭の腫れなどの症状が見られたため，処方薬を持って至急訪問指導するよう薬局に指示があった．

　しかし，薬学的管理指導計画書に記載している対象疾患外での処方および計画外の訪問日のため，どのような手順で訪問するべきかわからなかった．また，前回の訪問指導日より5日目の訪問であるため，訪問指導による算定ができるのかもわからなかった．

これで解決！➡ 調剤報酬の算定要件を確認する

今回の処方は，薬学的管理指導計画書に記載されていない疾患に対する追加処方のため，在宅患者緊急訪問薬剤管理指導料2の対象となること，また，医師より早急に薬剤を届ける必要性の指示があった場合は訪問間隔が中6日となっていなくても算定対象となることを確認した．

担当ケアマネジャーに，体調急変のため医師からの指示による訪問を行う旨を連絡し，患者宅へ向かい訪問指導を行った．

One Point

令和2年度の調剤報酬改定により，在宅患者緊急訪問薬剤管理指導料がⅠと2の2区分に見直された．在宅患者緊急訪問薬剤管理指導料Ⅰは薬学的管理指導計画書に記載された対象疾患における急変時の訪問，2は対象疾患外での急変時の訪問と区別される．

どちらも医師による指示が必要であり（令和4年度の改定より，主治医と連携する他の保険医の指示でも可），訪問後の医師への報告書および薬剤服用歴へは通常の在宅訪問時と同様の記載事項が必須となる．また，同月内に何度か急変があった場合でも，指導料Ⅰと2を合わせて月4回までの算定と定められている．なお，医師より至急訪問の指示がない場合や定期処方薬と同時に交付された場合，介護人が薬局へ受け取りに来た場合は本指導料の対象とはならない．

（南　恵理子）

●● 引用文献

1) 内閣官房：日本再興戦略改訂2015—未来への投資・生産性革命—, 平成27年6月30日.〈https://www.cas.go.jp/jp/seisaku/seicho/kettei.html〉
2) 厚生労働省：新型コロナウイルス感染症の拡大に際しての電話や情報通信機器を用いた診療等の時限的・特例的な取扱いについて, 令和2年4月10日.
3) 厚生労働省：第6回チーム医療の推進に関する検討会　資料4.〈https://www.mhlw.go.jp/shingi/2009/11/s1130-16.html〉
4) 日本薬剤師会：在宅服薬支援マニュアル.〈https://www.nichiyaku.or.jp/activities/training/linkTable.html〉
5) 日本薬剤師会：新型コロナウイルス感染症対策　薬局向けガイドライン.〈https://www.nichiyaku.or.jp/assets/uploads/activities/guideline.pdf〉
6) 日本訪問看護財団：新型コロナウイルス感染症自宅療養者への訪問看護師による対応マニュアル.〈https://www.jvnf.or.jp/blog/info/covid-19_oll〉
7) 全国薬剤師・在宅療養支援連絡会：薬剤師の訪問服薬指導における新型コロナウイルス感染防止のためのチェックリスト（初版）.〈http://www.j-hop.jp/〉

●● 参考文献

・長嶺幸子：社会薬学への招待. 法律文化社, 2008.
・厚生労働省：平成28年版厚生労働白書　—人口高齢化を乗り越える社会モデルを考える—.〈https://www.mhlw.go.jp/wp/hakusyo/kousei/16/〉
・中井清人：地域包括ケアシステムにおける薬剤師の役割. 社会薬学, 36：36-38, 2017.
・勝山佳菜子：地域包括ケアシステムにおける薬剤師・薬局の役割について. 第128回市町村職員を対象とするセミナー「地域包括ケアシステムにおける薬剤師・薬局の役割」, 2017.
・厚生労働省：チーム医療の推進について（チーム医療の推進に関する検討会　報告書）.〈https://www.mhlw.go.jp/shingi/2010/03/s0319-9.html〉
・第205回中央社会保険医療協議会総会　資料3「在宅医療における薬剤師業務について」. https://www.mhlw.go.jp/stf/shingi/2r9852000001uo3f.html
・厚生労働省：令和4年度調剤報酬改定の概要（調剤）.〈https://www.mhlw.go.jp/content/12400000/000911825.pdf〉
・新型コロナウイルス感染症の拡大に際しての電話や情報通信機器を用いた診療等の時限的・特例的な取扱いについて. 厚生労働省事務連絡, 令和2年4月10日.

3 特定保険医療材料

A 在宅医療における特定保険医療材料

　地域包括ケアシステムの構築のなかで在宅での療養が増え，近年では医療機器や治療の進歩により居宅で療養しながら高度な医療が受けられるようになってきた．このような治療において，医療材料や衛生材料は不可欠である．在宅医療で必要な医療材料や衛生材料の十分な量の供給は，医療機関において在宅療養管理指導料で求められているが，必要量の提供がされていないことがあり，薬局では調剤を中心とした医薬品のほか，医療・衛生材料などの供給拠点としての役割を担うことが求められた[1]．現在では，医療機関より薬局に提供を依頼することも増えてきている．

　医療機器のなかの保険医療材料のうち，療養内容の特定された場合に限り使用が認められているものを特定保険医療材料という（**図2-3**）．医療用医薬品と同様に公定価格（基準材料価格）が決められており，保険請求を行うことができる．基準材料価格は，特定保険医療材料の保険償還価格として機能区分ごとに定められる価格であり，診療報酬・薬価改定と同時に改定される．

　2014年（平成26年）の診療報酬改定で，処方箋に基づき保険薬局で交付できる特定保険医療材料として，病院・診療所で支給できる在宅医療に用いる特定保険医療材料が追加された（**図2-4**）[2]．特定保険医療材料の必要性は拡大してきており，これらの知識をもつことも重要になってきている．現在，在宅医療で使用する医療材料のうち，13種類が処方箋によって取り扱いができる特定保険医療材料として規定され，その材料価格基準が告示され保険請求ができる．在宅医療における特定保険医療材料の供給の流れを**図2-5**に示す．なお，本内容は2022年5月20日現在の情報に基づいて執筆した．また，詳細は成書を参照されたい．

医療機器
人若しくは動物の疾病，診断・治療若しくは予防に使用されること，又は人若しくは動物の体の構造若しくは機能に影響が及ぼすことが目的とされている機械器具等（再生医療等製品を除く）であって，政令で定めるものをいう（薬機法第2条）．

保険医療材料
通常，手技料などに含まれており，別に算定することはできない．処方箋による給付や，患者に持参させたり購入させたりすることはできない．

特定保険医療材料
療養内容のうち特定された場合に限って，特定保険医療材料として別に算定できる．厚生労働省の通知で定義される．
算定点数は材料価格を10で割り端数を四捨五入する．

図2-3　特定保険医療材料

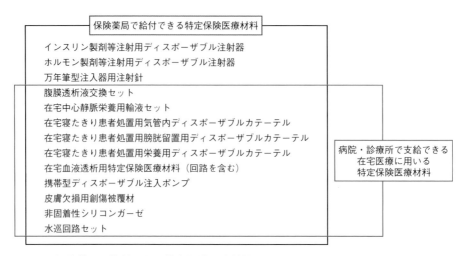

図2-4　保険薬局で給付できる特定保険医療材料（2022年度現在）

（文献2を参考に著者作成）

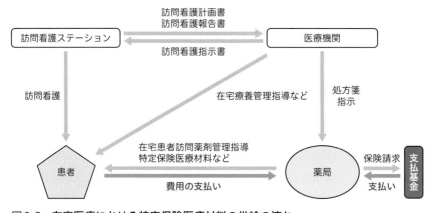

図2-5　在宅医療における特定保険医療材料の供給の流れ
在宅医療において，医療機関の処方箋指示のもと薬局が必要な注射薬や特定保険医療材料を患者宅に
供給することができる（公定価格あり・保険請求可）．

（文献2を参考に著者作成）

事例42　中心静脈カテーテルを挿入した在宅患者の処方箋を，初めて応需することになった

　73歳男性．胃がん摘出手術を行ったが，術後肝門部リンパ節転移が判明した．在宅での治療を希望したため，右頸部から中心静脈カテーテル（CVC）を挿入して退院した．入院中はほとんどCVCの使用はなかった．食欲不振はなく，脱水予防のためKN 3号輸液を注入することになった．初回処方として，在宅中心静脈栄養用輸液セット〔KN 3号輸液　500 mL，テルフュージョン輸液セット（20滴≒1 mL），コアレスニードル®セット〕が処方された．医師，薬剤師の定期的な訪問のほか，看護師が週1回，訪問を行うことになっている．

　担当薬剤師は在宅業務で医療材料を含む処方箋を受け付けるのは初めてで，特定保険医療材料として処方箋で交付できる製品や価格など気を付けるべきポイントがわからず悩んでいる．

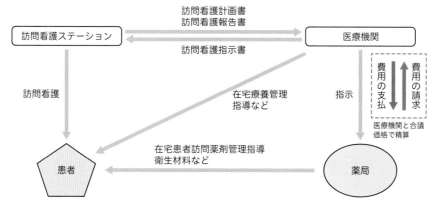

図2-6　在宅医療における衛生材料の供給の流れ
在宅患者に対して，訪問看護ステーションが必要量・使用実績を主治医へ提出し，その情報を元に医療機関は必要量を薬局に依頼し衛生材料などを薬局を介して提供することができる（価格は医療機関と保険薬局との合議・保険請求不可，医療機関へ請求）．ただし，この枠組みを利用せず，医療機関が従来通り直接患者に衛生材料を提供することも可能である．

（文献2を参考に著者作成）

これで解決！→ 処方箋で交付できる医療材料を確認・準備する

　まず，患者に処方されている在宅中心静脈栄養用輸液セットが保険請求可能な品目かどうか，また薬価について薬価本やメーカーなどに確認した．また，ヒューバー針の種類，ポンプ使用の有無，ラインの交換回数などの情報を処方医より十分得た上で処方された医療材料の種類や適正数の確認を行い準備した．さらに，処方医，訪問看護師などと常に連絡が取れるよう，連絡先を交換した．

One Point

　在宅中心静脈栄養用輸液セットは，医療機関が輸液セット加算を算定している場合は医療機関からの提供となり処方箋による提供はできない．また，在宅に必要な医療材料・衛生材料で特定保険医療材料以外のもの（アルコール等の消毒薬，脱脂綿，ガーゼ，絆創膏等）は基本的に保険医療機関側で負担することとなっている．ただし，在宅療養に必要な衛生材料については訪問看護ステーションの必要量の記載と使用実績の報告を主治医に行い，主治医が必要量を判断した上で「衛生材料を供給できる体制を有している」旨を届出している薬局に衛生材料の提供に関する依頼を行うことができる．その場合は，薬局を介し患者宅に直接必要な衛生材料の提供が行われる（図2-6）．

（南　恵理子）

●● 引用文献
1）厚生労働省：「在宅医療・在宅介護推進」に関する論点（案）について．平成25年11月26日．
2）厚生労働省：平成26年度調剤報酬改定及び薬剤関連の診療報酬改定の概要．

●● 参考文献
・厚生労働省：令和2年度診療報酬改定の概要．
・日本薬剤師会：在宅服薬支援マニュアル．〈https://nichiyaku.info/member/kaigo/fukuyakushien.html〉
・日本薬剤師会監：在宅医療Q&A 令和3年版　服薬支援と多職種協働・連携のポイント．じほう，2021．
・東京都薬剤師会編：薬局業務に役立つ特定保険医療材料ガイド 2018-19．じほう，2019．
・ニプロ株式会社：保険請求エッセンス．〈https://med.nipro.co.jp/solution_detail?Id=a1S2x000000U1R4EAK〉

4 セルフメンタルケア —ストレスをマネジメントする

「患者」という「人」に対して援助をする医療従事者にとって，自分自身のメンタルケアをするために，ストレスをマネジメントすることは非常に重要である．ストレスにより心身の不調をきたすと，集中力が低下したり，仕事に対するモチベーションが低下したり，あるいは体の不調をきたしたりとさまざまな障害が発生する．それにより，ミスや重大な事故が引き起こされることも考えられる．ストレスをマネジメントするには，まずストレスの仕組みを知り，自分はどのようなストレスに弱いのか，またそのストレスにどう対処することが有効なのかを知ることが大切である．

A ストレスの成り立ち

ストレスとは，外部から刺激を受けた時に生じる緊張状態のことである．ストレスは悪いものとして受け止めがちだが，適度な緊張をもたらし，それにより良い結果が出るストレス（快ストレス）もあれば，緊張状態が持続し心身不調になるストレス（不快ストレス）もある．われわれが「ストレスがたまる」と表現するのは，ストレス反応のことである．ストレス反応とは，ストレス要因（原因）と受け取り方（思考の癖・今までの体験など個人的要因）によって起こる個人の反応である（図2-7）．

ストレス要因

ストレス要因には，気候や騒音といった物理的刺激や，身体の不調などの身体的刺激，肉親の死や結婚，離婚といった心的刺激などさまざまなものがある（表2-3）．心的刺激は，マイナスのことだけでなく一見プラスにみえることが原因になり得ることもある．

医療現場では一般的なストレス要因に加えて，死や苦痛との対面，ミスが生死に関わる緊張感といった仕事の特性上の問題，他職種との連携による人間関係など特有のストレス要因がある

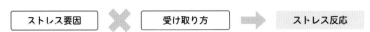

図2-7　ストレスの成り立ち

表2-3　一般的なストレス要因

ストレス要因	具体例
物理的刺激	気温，湿度，騒音照明，人混みなど
身体的刺激	病気，外傷，過労，睡眠不足など
心的刺激	肉親・知人の死，就職，転職，リストラ，出世，ハラスメント，結婚，離婚，引越し，人間関係，仕事のトラブル，家庭のトラブルなど

（表2-4）．特に医療職は，「努力の成果の曖昧さ」があることを念頭に置いておくべきである．すなわち，患者に一生懸命対応し，相手のことを考えた関わりをしたとしても，それが成果・結果として必ずしも現れないかもしれないという曖昧さがあることを認識しておかなければならない．

受け取り方

人にはそれぞれ思考の癖がある．今までの自分の経験や知識，生育過程で形成された概念に基づいて物事や出来事をとらえるので，同じ事柄でも人によって受け取り方が違う．

例えば，「ちょっと話があるので後で来てください」と落ち着いた声で上司から言われた時，ある人は「なんだろう？」と思うだけだが，別の人はそこから先を心配し「どうしよう，何か悪いことをしただろうか…」と不安になり心拍数が上がることもある．また，上司から注意された場合，「よし，頑張ろう！」と思うことができればこのストレスは「快ストレス」になるが，「自分が悪いのだ，どうしよう…」と人格否定的に落ち込む場合は「不快ストレス」となる．つまり，同じ要因がストレスになるかそうでないかは，その人の受け取り方が大きく影響する．

ストレス反応

ストレス反応の現れ方には，心の反応・体の反応・行動の反応がある（表2-5）．ストレスは自律神経系・内分泌系・免疫系に影響するため，心の反応だけでなく体の不調として現れることもある．そのため，体の不調の原因がストレスであることに気づかず，根本原因のストレスに対処するのではなく体調不良として扱い月日が経ってしまい，症状が悪化してしまうこともある．また，ストレス過多の症状が行動の反応に出ることもある．このように，ストレス反応が体の不調や行動の反応として現れた場合は，周りだけでなく本人も原因がストレスとは気づかないこともあるので注意が必要である．

表2-4 **医療職に特有のストレス要因**

種類	具体例
仕事の特性上の問題	ミスが生死に関わる緊張感，死や苦痛との対面，感染予防，努力の成果の曖昧さ，医療技術の進歩に対する継続した学習の必要性，在宅業務と日常業務の両立，人手不足による役割の重複，変則勤務など
人間関係の問題	高齢者や病気をもっている人への気遣いやコミュニケーションの取り方，チーム医療における専門性の高い他職種との連携や意見相違，患者家族との関係，多様な雇用形態のスタッフとの関係性など

表2-5 **ストレス反応の現れ方**

反応	具体例
心の反応	不安，緊張，イライラ，落ち込む，やる気が出ない，興奮，憂鬱，おっくうなど
体の反応	疲労感，血圧上昇，胃痛，頭痛，不眠，動悸，湿疹，頻尿など
行動の反応	飲酒・喫煙の増加，無口・早口，過食・食欲不振，身なりをかまわなくなる，遅刻・仕事のミスが増える，過重な仕事量を自分に課す，興奮気味，落ち着きがないなど

B ストレスコーピング

ストレスコーピングとはストレスを低減させるための対処法である．ストレス要因（原因）を取り除く方法，物事の受け取り方を変える方法，起こってしまったストレス反応を低減する方法の3方向からのアプローチ方法がある（図2-8）．ストレス要因を取り除こうとしても現実的に取り除けない場合は，受け取り方を変えたりストレス反応を低減するなど，別方向からのアプローチが有効である．

問題対応コーピング

ストレス要因を取り除くことを目的とする対処法である．問題と真正面から向き合う「問題直視型」，いったん問題を避ける「問題回避型」，人の力を借りる「対人依存型」がある（図2-9 a）．

思考対応コーピング

物事の受け取り方（思考の癖）を変えることでストレス反応を減らす，もしくは快ストレスに変えることを目的とする対処法である（図2-9 b）．

情動対応コーピング

好きなことをしたりして，ストレス反応による不安・怒りなどの情動を低減させる対処法である（図2-9 c）．

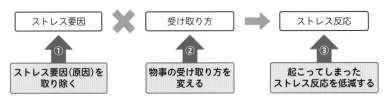

図2-8 ストレスコーピングの3つのアプローチ

a 問題対応コーピング
ストレス要因を取り除く
- **問題直視型**
  原因を考え解決する
  再度その問題に取り組んでみる
  問題を見直す　　　　　　など
- **問題回避型**
  その問題を忘れる
  いったん時間（距離）を置く
  後回しにする　　　　　　など
- **対人依存型（人の力を借りる）**
  相談する
  みんなで話し合う
  人に任せる
  交代してもらう　　　　　など

b 思考対応コーピング
物事の受け取り方を変える
- **思考操作型**
  物事をよい方に考える
  焦らないようにする
  仕方がないと割り切る
  気持ちを切り替える　　　など

c 情動対応コーピング
ストレスを別の方法で発散する
- **発散，緩和型**
  趣味を楽しむ
  休息をとる
  友人と食事をしたり遊んだりする
  嗜好品を取る　　　　　　など

図2-9 ストレスコーピングの具体例

　ストレスにはさまざまな方法で対処が可能だが，これらを行うには前提として，問題対応コーピングでは自分がどのようなストレス要因に弱いのかを，思考対応コーピングでは自分の思考の癖を，情動対応コーピングでは普段との状態の違いに早急に気づき，どのような緩和の仕方が楽になるのかを知っておく必要がある．また，ストレスコーピングはどの方法が正解・不正解ということはなく，それぞれに適したコーピングの仕方を考えることが重要である．人によってはコーピングの癖（「問題は自分で解決すべき」という信念から他人を頼ることをしない，など）があるので，1種類のみではなくさまざまなコーピングの種類を持っておくことによって，対処の幅が広がり，ストレスマネジメントがしやすくなる．

　なお，思考対応コーピングの「物事の受け取り方を変える」は，長年の思考の癖を変えることにもなるため簡単にはできない場合も多い．その場合は，まずは自分の思考の癖を知るために，自分がストレス反応を起こしやすい状況を考え，その時に自動的に湧き出てくる思考（自動思考）を理解するとよい．そして，その思考を持ち続けるメリットとデメリットを紙に書き出し可視化する．それらを客観的に眺めてみることで冷静になり，デメリット面に気づくことができる．また，その思考が生じた時は思い込みを外すための自分自身への問いかけを繰り返すと，少しずつだが思考の変化をもたらすことが可能である（表2-6）．

表2-6　ストレスを感じやすい状況と自動思考，思い込みを外すための問いかけ

ストレスを起こしやすい状況	自動思考	思い込みを外すための問いかけ
白黒ハッキリつけたい（例：物事の結果は成功か失敗しかない）	全か無か思考	白黒ハッキリさせるに越したことはないが，いろいろな側面からみるとグレーもありなのでは？
以前あった嫌なことは，次にあった時もそうなると思う（例：きっとまた失敗する）	一般化のしすぎ	100％絶対にそうなるという根拠は？　そうなるかもしれないし，そうならないかもしれない．未来はわからない．
過去を振り返ると，失敗や否定的なことばかりを思い出す（例：結局は今まで良いことなんてない）	心のフィルター	過去には良いこともあったのでは？　物事は「良いこと」「否定的なこと」のみに分けられるのではなく「普通」のこともある
良いことを素直に受け取れない（例：褒められるとお世辞だと思う）	マイナス化思考	褒められた部分は，自分が気づいていない本当の自分かも？
自分や相手をダメなやつだと思う（例：まったく何をやってもダメだ）	レッテル貼り	隣の人にダメなところも良いところもあるように，自分にも両方あるはず．
ある出来事があると「きっとこうだ」と結論を決めつける（例：人が笑っていると，自分が笑われているように思える）	結論の飛躍	そうでない可能性もあるのでは？
同じことをしても，人がすることはよくみえ，自分がしたことはたいしたことだと思わない（例：こんな成功なんてちっぽけなことだ）	過大解釈と過小評価	客観的にみたら，どちらもすごい．自分も頑張っている．
自分がこうだと感じたら，現実もそうなっていると思う（例：あの人は悪い人だ）	感情的決めつけ	私はそう思うけど，他人は思わないかも．事実はどうなのだろう？
「〜でなければならない」「〜すべきだ」という言葉をよく使う（例：人は常に前向きでなければならない）	すべき思考	「〜でなければならない」に越したことはないが，違っていても少しは許せるかも？
良くないことがあると自分のせいだと考える（例：あの出来事は全部私の責任だ）	自己関連づけ	自分の責任である場合もあるが，そうでない場合もある．さまざまな要因があるのかも？

事例43　在宅業務と通常業務が重なり，忙しすぎてイライラする

　薬局で，管理薬剤師としての業務も抱えながら在宅業務も行っている薬剤師．店舗には新人薬剤師とパート薬剤師がいるが，まだまだ１人前ではない．責任者として薬局内のやるべき仕事がたくさんあり，毎日イライラしている．

これで解決！➡ 仕事を一人で抱え込むのではなく，他の人に任せるようにする

　管理薬剤師としての責任感から，常に自分だけで100%の仕事ができるよう力を出し切ってきた．しかし，新人薬剤師，パート薬剤師ができることを増やすことも管理薬剤師としての一つの仕事だと意識を切り替え，任せる仕事を増やした．

One point

　常に完璧を求め，自らも仕事のできる人は「ああすればいいのに」「こうするべきなのに」「もっとこうすれば要領よくできるのに」など，他人の行動と自分の期待のギャップにイライラすることがある．部下のできないことを「成長の過程」と考え，仕事を割り振ることも重要である．上手くいかなかった時の相談に乗るなど，アドバイスをする立場になり，部下の成長を促す．その過程を踏むことで結果的に部下が成長し，仕事を手放すことができる．

ソーシャルサポート（社会的支援）

　ソーシャルサポートとは社会的関わりのなかでやりとりされる，心理的・物質的支援のことである（表2-7）．家族，会社の同僚・上司，公的機関，福利厚生など社会的支援のツールを多くもち，ストレスに対して効果的に使うことで，ストレスにうまく対処できるようになる．

事例44　在宅業務をしたくて転職したが，現場に慣れず自信をなくした

　在宅業務未経験から転職して在宅業務をするようになった薬剤師．現場では慣れないことも多くあり他職種から注意されることも多い．一生懸命自己研鑽を積んでいるが，臨機応変の対応がなかなかできない．最近は，在宅業務に行くこと自体がだんだん憂鬱になってきた．

これで解決！➡ 人的，物的サポートを使う

　在宅の勉強会に行き，そこで知り合った仲間に現状を相談した．勉強になる書籍を紹介しても

表2-7　ソーシャルサポートの例

情緒的サポート	励ましや受容されることによってやる気を起こさせてくれる人や，情緒を支えてくれる物（例：家族やペット，好きな音楽）
情報的サポート	課題解決に役立つ情報を与えてくれる人や物（例：「こうしたらいいよ」とアドバイスをくれる人，本）
道具的サポート	実際に手助けしてくれる人や物（例：会社の人，給与）
評価的サポート	仕事ぶりや業績などを適切に評価してくれる人や物（例：評価してくれる上司，免許などの資格）

あなたにとって助けになる人や物を記載しましょう.
新たに見つかれば追加していきましょう.

	人	物
仕事		
プライベート		

（中央に「私」の円）

図2-10　ソーシャルサポートの自己点検表

らうなど，いろいろなアドバイスをもらった．経験を積むうちに薬剤師として他職種に提案できることも増えてきて，自信がついてきた.

One point

ソーシャルサポートを増やす工夫を普段からしておくとよい．いざという時に頼れる人や頼れる物を増やすためには，人から与えられるばかりでなく自分も人の助けになり，お互いに協力しあうことが重要である．例えば，自分の好きな音楽や景色などでリフレッシュすることも，一つのソーシャルサポートとなる．プライベートの精神状態も仕事に影響するので，仕事だけではなくプライベートで助けてくれる人や物も含め，ソーシャルサポートの自己点検表（図2-10）を作成しておくとよい.

D コミュニケーション不一致によるストレスマネジメント

コミュニケーションを取る時，性格が違う人や表現の仕方が違う人とはどう関わってよいのかがわかりづらく，コミュニケーションがうまく取れずストレスがかかる場合がある．そのようなケースではお互い信頼関係を築きにくい．「人はそれぞれ違う」ということを認識した上で，うまくコミュニケーションを取るために交流分析で「自我状態」を考えることが役立つかもしれない．交流分析は，アメリカの精神科医エリック・バーン博士が開発した人間行動の理論である．以下に詳細を示す.

自我状態

自我状態は，思考・感情・経験によって起こる一連の行動パターンである．交流分析では，人の心を「親」「大人」「子ども」の3つの状態（自我状態）に分けて理解する．これは，実際は「大人」なので「子ども」があってはいけないという意味ではなく，誰もがもっている心の状態である．また，自我状態はさらに5つに分けられる．人によって強く出るものと弱く出るものがあり，特徴的な行動や言動が現れる．5つの自我状態とその特徴を表2-8に示す.

133

表2-8　5つの自我状態

自我状態		長 所	短 所	特 徴	よく使う表現
親 (Parent)	批判的な親 Critical Parent (CP)	● 責任感が強い ● リーダーシップ ● 努力家 ● 規則を守る ● 文化・伝統を守る ● けじめをつける	● 威圧的 ● 批判的 ● 他者から指摘されるのが嫌い ● 決めつける ● 厳しすぎる	● 声が大きい ● 腕組み，足組みをする ● 説教するのが好き ● よく怒る	「〜ねばならない」 「〜すべきだ」
	養育的な親 Nurturing Parent (NP)	● 愛情豊か ● 面倒見が良い ● 受容的，共感的 ● 心遣いをする ● 配慮がある	● 甘やかしすぎる ● 過保護 ● 他者の自主性を奪う ● 人ができることも自分でしてしまう	● 包容力がある ● 微笑む，声がおだやか ● 表情は柔らかい	「かわいそうに」 「よくできたね」 「〜してあげよう」
大人 (Adult)	大人 Adult (A)	● 冷静 ● 論理的 ● 計画性がある ● 知性的 ● 情報収集が得意	● 打算的 ● 冷たい感じ ● そっけない	● クールに見える ● 落ち着いた口調 ● 5W1Hをよく使う ● 調べ物が好き	「具体的に言うと」 「比較すると」
子ども (Child)	自由な子ども Free Child (FC)	● 天真爛漫 ● 創造性・直感力 ● 好奇心旺盛 ● 明るい ● ユーモアがある	● わがまま ● 無責任 ● 自己中心的 ● 後先考えない ● 軽率 ● 本能的	● 手をたたく，お腹を抱えて笑う ● 子どものように楽しそう ● 素直に甘えてくる（お願い上手） ● アイデアがよく浮かぶ	「…!!」(感嘆詞が多く，自由な感情表現)
	従順な子ども Adapted Child (AC)	● 順応性 ● 相手に合わせる ● 我慢強い ● 素直 ● 人の期待に添う努力をする	● 感情抑制 ● 依存的 ● 消極的 ● 自信がない ● 自分を責める ● 反抗的・ひねくれる	● 小声 ● 簡単に妥協する ● 同情を誘う ● 反抗すると無口になる ● 無断欠勤や，「はい」と返事しながらしないことがある	「してもよろしいですか？」 「どうせ，わたしなんか…」(遠慮がちな表現)

　本来は，数十個の質問により5つの自我状態の強弱がどれほどであるかをグラフにしたエゴグラムにより診断するが，職場で関わる人々のエゴグラムを取るのは不可能なので，本項では5つの自我状態タイプの特徴を踏まえて解説する．

● タイプ別の対応の仕方
　5つの自我状態の特徴を踏まえて，相手のタイプ別の対応の仕方を考える．

✎ CPタイプ
　「〜であるべき」「〜ねばならない」「当然〜すべきだ」と，自分の考えがすべてで他者からの意見を素直に聞き入れないタイプが多い．筋が通らないことを嫌い，基本的に自分の考えが合っていると思っている．また，人にも厳しいが自分にも厳しく勉強家で，人に教えることが好きである．
　このタイプの人にはきちんと下調べをし，相手の主張を受け止めた上で「質問」の形式で聞くようにすると効果的と考えられる．なお，要求に対して答えられるだけの準備も必要である．また，テキパキする態度を好み，優柔不断な態度や返事にうろたえる態度，小声で自信がないような態度を嫌う．謝罪をする時ははっきりと謝る方が効果的で，言い訳に終始したり，説明に戸惑いながら謝られたりすると余計に激昂する．

声が大きく，ハキハキとした口調で話すので，こちらもしっかりとした声でトーンやスピードを合わせることも大切である．取っかかりは難しいタイプだが，信頼関係をもてばさまざまなことを教えてくれ，信用度も上がり，良好な関係を築くことができる．

NPタイプ

基本的に話しやすく，質問もしやすいタイプである．おせっかいなところがあるので，自分よりも人が困っていることをどうにかして欲しいと主張することがある．ただし，優しい態度に甘えてばかりいると，実は心の中で負担に思っていることがある．相手の立場をよく考えて接するようにすべきである．また，話が長くなることがあるので，その場合はこちらが「こういうことですね」と話をある程度要約して伝えてあげるとよい．

頼りにされることが好きなので，素直にお願いしてみることもコミュニケーションを図る一つの方法として効果的である．ただ，すべて自分でしたほうが速いとなると，なんでも仕事をこなすタイプなので，時にはこちらに任せてもらうなどの工夫が必要である．

Aタイプ

理論的なので，対処する時は理由・原因・結果を論理的に話す必要がある．時間や日数がかかる場合は，曖昧な表現ではなく「何分」「何日後」などときちんと伝え，数字で表す．データを引用して説明するのも説得力がある．

事実をはっきりと述べずに感情表現だけで対応したり，曖昧な表現や，スケジュールを重視しない態度を嫌う．論理的能力に優れているので，冷静なアドバイスを求めると的確に応えてくれる．

FCタイプ

楽しいことが好きで親しみやすいタイプである．感情表現をそのままぶつけてくる場合が多いので，こちらも巻き込まれると売り言葉に買い言葉になったり，逆に恐怖心をもってしまったりすることがある．怒ったとしても本人は感情のまま表現しているので，次の日は何事もなかったかのようにわだかまりなく関係を続けてくる．しかし，感情的になっている時にこちらが淡々と冷静に対応することは嫌う．

理解できるところは大きく頷くなど，感情表現をいったん受け止めた上で徐々に冷静なやりとりにもっていくとよい．また，趣味や興味のあることを聞かれることが好きなので，そこから信頼関係を築きやすい．

ACタイプ

順応性があり，人に合わせようとする．本当は自分の意見をもっていても，自信のなさと周りを気にして言いたいことを言えないことが多い．それが積もり積もると，反抗や無口な攻撃，無視といった態度にでたり，ひねくれたりする．「素直で言うことをよく聞いてくれる」という態度に甘んじることなく接することが大切である．

また，こちらから呼び水的な質問（「何か困ったことはありませんか？」など）をして相手の意見を引き出したり，小さなことでも認める言葉がけをしたりして，自分自身の存在が役に立っていることを意識してもらうとよい．

　元来, 人はすべての自我状態をもっているが, 人それぞれに強い部分, 弱い部分があって, さまざまなタイプに分かれる. また, 相手の態度・会話により自分のCP的部分が刺激されたり, FC的部分が刺激されたりすると, 自我状態が変化する.

　自分と違うタイプの場合, 理解できないことや, 違和感を覚えることが多いが, 同じタイプでもコミュニケーションが上手くいかないことがある. 例えば, 論理的なＡタイプ同士で意見が違う場合や, 自分の意見が絶対的に正しいと思いがちなCPタイプ同士でのぶつかり合うなど, 自分の主張の言い合いになるケースもある. 相手のタイプを見極め, それに応じた態度でコミュニケーションを図り信頼関係を育むことが大切である.

　また, 他者にもタイプがあるように, 自分にもタイプがある. 自分の強い自我状態の長所を活かし, かつ相手の自我状態のタイプを理解し効果的に接することが, コミュニケーション不一致におけるストレスマネジメントの一つの方法である.

事例45　自分と性格が異なる人と, どう接していいのかわからない

　勤務3年目の薬局薬剤師. 最近, 在宅業務もはじめた. 患者, 医師, 看護師, ケアマネジャー, 薬局の上司, 部下など多くの人と接していると, 「自分だったらこんな言い方しないのに…」「自分だったらこう解釈するのに…」と対人関係において疑問をもつことがある. 例えば威圧的な発言をされると, 自分はそのような表現をしないので萎縮してしまい, 相手に何も言えなくなる. あるいは, 良かれと思って真剣に部下に注意をしてもあまり重く受け止めてくれず, 改善の兆しがない. 良好なコミュニケーションを取ろうと思っても上手くいかない. このように, 人と自分の違いが原因で自分自身が次の行動に移せないことがある. このことが患者さんに対してのケアにも影響し, ジレンマを感じる日々である.

これで解決！➡ 違いを理解し, 関わり方を工夫する

　威圧的な発言をする上司に対しては, 萎縮せず積極的に質問をすると, 真摯に答えが返ってきて, コミュニケーションの改善が見られた. また, 真剣に注意してもなかなか改善が見られない部下に対しては, 雑談も交えながら信頼関係の構築も同時進行で行うことにより, 注意の受け止め方が変わってきた. あまり希望を言わない患者さんに対しては, 積極的にこちらから質問することで, 患者が求めていることを引き出すようにした.

　このように, 人それぞれの違いを理解し, 相手のタイプによって接し方を変化させたことにより, より良い関係性が構築でき, コミュニケーションの不一致におけるストレスが低減された.

One point

　「他人」と「過去」は変えられないが「他人との関わり」と「過去の見方」は変えられる. 人には違いがあり, 発言や態度の受け取り方や, 解釈の仕方, 感じ方などは各個人の性格や生育歴, 今までの経験的学びによって違ってくる. その「違い」をストレスと感じてしまうと行動抑制がおき, さまざまなマイナスの感情が湧き出てくる. まずは「違い」を理解し, 「他人」を変えるのではなく, 自分の工夫で「他人との関わり」を変え信頼関係を築くことが, ストレスの低減につながる.

（山中 智香）

●● **参考文献**

・田中ウルヴェ京ほか：ストレスに負けない技術．日本実業出版社，2011．
・大阪商会議所編：メンタルヘルス・マネジメント®検定試験公式テキスト Ⅱ種ラインケアコース．中央経済社．
・大阪商会議所編：メンタルヘルス・マネジメント®検定試験公式テキスト Ⅲ種セルフケアコース．中央経済社．
・デビッド D. バーンズ著，野村総一郎訳：フィーリングGoodハンドブック．星和書店，2005．
・公益財団法人関西カウンセリングセンター：交流分析テキスト．

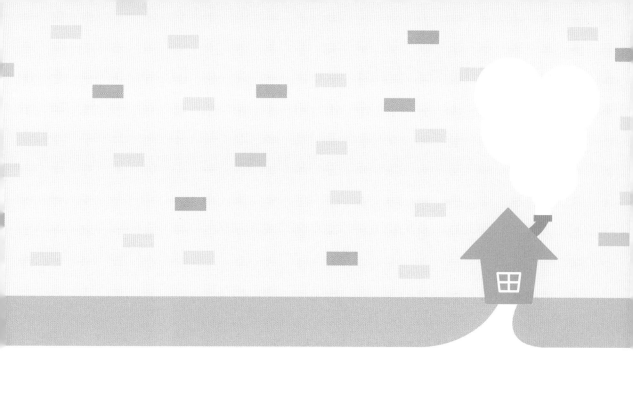

付　録

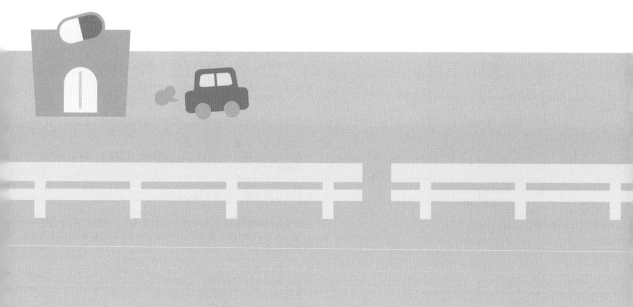

臨床検査値と病態

　検査値と病態をあわせて考えることで，処方された薬が本当に患者のQOL向上に役立つものかどうか確認できる．医師も患者のすべては把握できないため，薬剤師からの処方に関する的確なアドバイスは貴重な情報となる．

　これまで薬剤師は，処方箋からどのような病態が患者に潜んでいるのかを類推してきた．それと同じく，検査値を読むことも処方解析につながる．主治医がどのような疾患を疑い，検査を行ったのか，検査項目から類推できる．本項では検査項目の基準値を掲載するだけではなく，その検査項目と病態をあわせて解説し，検査値がもつ意味を理解できるようにした．

Ａ 採血なしの非侵襲検査からわかること

尿検査

項　目	基準値	検査値からわかること
pH （試験紙法）	5.0〜7.5	● 健常人の尿は弱酸性（6.0〜6.5）である. ● 酸性尿は糖尿病，呼吸性・代謝性アシドーシス，発熱，飲酒，高脂肪・高タンパク食，薬物（アスコルビン酸）を疑う. ● アルカリ性尿は尿路感染症，代謝性アルカローシス，野菜・果物の過剰摂取，薬物（クエン酸製剤など）を疑う.
比重 （試験紙法）	1.006〜1.022	● 高値は糖尿病，心不全，ネフローゼ症候群，脱水を疑う. ● 低値は慢性腎炎，尿崩症，薬物（利尿剤など），水分の過剰摂取を疑う.
タンパク （試験紙法）	（−）	● 陽性は腎疾患や薬物（NSAIDsなど）を疑う．なお，発熱時，長時間の起立時，運動時では，一時的に陽性をみる.
糖 （試験紙法）	（−）	● 陽性は糖尿病や薬物（ステロイドや抗精神病薬）を疑う．なお，尿糖陽性で血糖値正常なら腎性糖尿を疑う.
潜血（試験紙法）	（−）	● 陽性は膀胱炎，尿路結石，薬物（抗凝固薬など）を疑う.
ウロビリノーゲン定性 （試験紙法）	（±）	● 健常人でも少量は含まれる. ● 陽性は肝疾患，溶血性貧血（薬物性も含む）を，陰性は胆道閉塞を疑う.
ビリルビン （試験紙法）	（−）	● 陽性は肝疾患，薬物を疑う.
ケトン体 （試験紙法）	（−）	● 陽性は糖尿病，飢餓，甲状腺機能亢進症，頻回の嘔吐を疑う．なお，SH基を含む薬物やセフェム系抗菌薬などでは偽陽性を示す.
色　調	淡黄色〜黄色	● 濃黄色：発熱，下痢，嘔吐などで水分摂取不良 ● ほとんど無色：糖尿病，尿崩症 ● 黄褐色〜褐色：肝障害，胆道閉塞，ミノサイクリン ● 黄色：ビタミン B_2 製剤 ● 赤〜赤褐色：腎疾患，尿路結石による出血，セフジニル，リファンピシン，サラゾスルファピリジン，センナやセンノシド，エパルレスタットなど ● 青紫色：尿道カテーテルの長期間留置 ● 混濁尿（排尿直後から濁りがある尿）：腎炎や膀胱炎など

便検査

項 目	基準値	検査値からわかること
潜血反応	（−）	● 陽性は NSAIDsなどによる出血性消化性潰瘍，消化管悪性腫瘍を疑う．

B 採血を伴う侵襲検査からわかること

血液検査

血液一般系

・赤血球

項 目	基準値	検査値からわかること
赤血球数 （RBC）	男性：450〜550×10^4/μL 女性：350〜500×10^4/μL	● 増加は多血症やエリスロポエチン過剰を疑う．減少は産生低下，出血，溶血（薬物性も含む）を疑う．
血色素量 （ヘモグロビン，Hb）	男性：14〜17g/dL 女性：12〜15g/dL	● WHO による貧血の分類を以下に示す． 成人男性：13g/dL 未満 成人女性，小児（6〜14歳）：12g/dL 未満 妊婦，幼児（6ヵ月〜6歳）：11g/dL 未満 ● 7g/dL 未満は輸血を提案する．
ヘマトクリット （Ht）	男性：40〜50％ 女性：35〜45％	● 増加は多血症や脱水を，減少は貧血を疑う．
網赤血球数 （RET）	割合：5〜20‰（0.5〜2％） 絶対数：2.5〜7.5万/μL	● 増加は化学療法回復期や溶血や出血時の骨髄代償反応を疑う． ● 低下は化学療法後などの赤血球産生低下を疑う．
平均赤血球容積 （MCV）	81〜100fL	● 100fL を超える場合は巨赤芽球性貧血，81〜100fL は腎性貧血，溶血性貧血や再生不良性貧血，80fL 未満は鉄欠乏性貧血を疑う．

・白血球

項 目		基準値	検査値からわかること
白血球数 （WBC）		4,000〜9,000/μL （男女差なし）	● 増加は細菌感染症，低下はウイルス感染症や薬物（抗甲状腺薬や化学療法後）を疑う． ● 軽度の増加は，喫煙・肥満・ストレスでもみられる． ● CRP より炎症を鋭敏に反映する．
白血球 分画	好中球	50〜70％	● 好中球の増加は細菌感染症にみられる． ● リンパ球の増加はウイルス感染症にみられる． ● 好酸球の増加はアレルギー性疾患にみられる． ● 好塩基球の増加は骨髄増殖性疾患でみられる． ● 単球の増加は感染症や血液悪性腫瘍でみられる．
	リンパ球	20〜40％	
	好酸球	0〜5％	
	好塩基球	0〜1％	
	単 球	3〜6％	

・血小板

項 目	基準値	検査値からわかること
血小板数 (PLT)	15〜40万/μL	● 増加は鉄欠乏性貧血，減少は化学療法後や肝硬変，ヘパリン使用時，DIC などの血液疾患を疑う．

血液凝固・線溶系

項 目	基準値	検査値からわかること
PT-INR	1.0	● ワルファリン使用時は70歳未満で2.0〜3.0，70歳以上で1.6〜2.6が推奨されている． ● 5.0以上は重篤な出血の危険あり．

● 肝・胆・膵機能検査 ・・・・・・・・・・・・・・・・・・・・・・・・・・・・・・・・・・・・・

項 目	基準値	検査値からわかること
総ビリルビン (T-Bil)	1 mg/dL 未満	● 高値は溶血，胆汁うっ滞などの閉塞性障害，薬物を疑う．
アスパラギン酸アミノトランスフェラーゼ (AST)	10〜35 IU/L	● 高値は急性肝炎や薬物による．低値は病的意義少ない．
アラニンアミノトランスフェラーゼ (ALT)	10〜40 IU/L	
乳酸脱水素酵素 (LDH)	100〜200 IU/L	● 高値は溶血や悪性腫瘍を疑う．低値は病的意義少ない．
アルカリフォスファターゼ (ALP)	100〜350 IU/L	● 高値は肝外胆道閉塞，骨芽細胞増殖時，薬物などを疑う．低値は病的意義少ない．
γ-グルタミルトランスペプチダーゼ (γ-GTP)	男性：0〜50 IU/L 女性：0〜30 IU/L	● 高値は肝外胆道閉塞，薬物，アルコールなどを疑う．低値は病的意義少ない．
血清総タンパク (TP)	6.5〜8.0 g/dL	● 高値は多発性骨髄腫，低値は肝硬変などの肝障害，ネフローゼや腎炎などの腎障害，慢性炎症性疾患，低栄養(吸収不良症候群)などを疑う．
血清アルブミン (Alb)	3.7〜5.0 g/dL	● 高値は病的意義少ない．低値は肝障害，腎障害などを疑う．
血清アミラーゼ	40〜140 U/L	● 高値は胆石，アルコール，薬物(メサラジンやメトロニダゾール)による急性膵炎を疑う．低値は病的意義少ない．

腎機能・電解質検査 ・・

腎機能

項　目	基準値	検査値からわかること
血清クレアチニン (S-Cr)	男性：0.8〜1.3mg/dL 女性：0.7〜1.0mg/dL	● S-Cr は腎機能の指標だけでなく，筋肉量の指標でもある．急激な S-Cr 上昇は急性腎不全，薬物（造影剤や抗菌薬）を疑う．やせた高齢者は S-Cr が低いので，実際の腎機能を反映しない．したがって，やせた高齢者での腎機能評価には血清シスタチンを測定する． ● ST 合剤の成分トリメトプリムは Cr の排泄低下によるみかけ上の S-Cr 上昇をきたす．
血中尿素窒素 (BUN)	8〜20mg/dL	● 高値は脱水，高タンパク食，消化管出血を疑う．
BUN/S-Cr 比	10	● BUN は腎機能以外の要因で変動するが，S-Cr は変動しないので，BUN/S-Cr 比で腎疾患以外の病態の推測が可能となる． ● 10未満：低タンパク食，妊娠，重症肝障害 ● 10より大きい：タンパク過剰摂取，消化管出血，脱水症，タンパク異化亢進

電解質

項　目	基準値	検査値からわかること
血清ナトリウム (Na^+)	140±5mEq/L	● 細胞外液に多く含まれる陽イオンで，水分量や浸透圧の調節に関与する．濃度は尿細管で調整される． ● 高値は熱中症，薬物（バソプレシン V_2受容体拮抗薬），低値は心不全，ネフローゼ症候群，肝硬変，薬物（サイアザイド・ループ利尿薬，ビンカアルカロイド）を疑う．
血清カリウム (K^+)	3.7〜4.8mEq/L	● 細胞内液に多く含まれる陰イオンで，神経の伝達，筋肉や心臓の収縮に関する． ● 高値は腎不全，代謝性アシドーシス，薬物（カリウム保持性利尿薬，ACE 阻害薬・ARB，インスリン欠乏），低値は下痢，原発性アルドステロン症，代謝性アルカローシス，薬物（サイアザイド・ループ利尿薬，ポリスチレン酸 Ca・Na，ジルコニウムシクロケイ酸 Na，甘草を含む漢方薬，イリノテカン，インスリン過剰）を疑う．
血清クロール (Cl^-)	96〜108mEq/L	● 細胞外液に含まれる陰イオンの大部分を占める．Na^+とほぼ同じ動きをするが，陰イオンである重炭酸イオン濃度に逆比例し，陽イオンとの電気的平衡を保つ役割がある． ● 高値は生理食塩水の急速大量投与，薬物（アセタゾラミド），低値は頻回の嘔吐，胃液の過吸引，代謝性アルカローシス，薬物（ループ利尿薬）を疑う．
血清カルシウム (Ca^{2+})	8.5〜10.5mg/dL	● リン酸カルシウムとして骨にその大部分（99%）が含まれている．血流中にわずかに含まれる Ca^{2+} は，その半分がアルブミンと結合しており，残る半分の遊離 Ca^{2+} が生理学的な活性作用をもつ．骨代謝だけでなく筋収縮，血液凝固にも必要な物質である． ● 高値は悪性腫瘍の骨転移，多発性骨髄腫，薬物（Ca 製剤やビタミン D 製剤の過剰摂取，サイアザイド利尿薬），低値は副甲状腺機能低下症，吸収不良症候群，薬物（ループ利尿薬，ビタミン D 欠乏，シスプラチン）を疑う．

脂質・糖代謝検査 ···

脂質代謝

項 目	基準値	検査値からわかること
総コレステロール	130〜220 mg/dL	● 高値は動脈硬化，甲状腺機能低下症，ネフローゼ症候群，低値は甲状腺機能亢進症を疑う．
中性脂肪 (TG)	50〜149 mg/dL	● 高値は動脈硬化や急性膵炎を疑う．
HDL-C	40〜100 mg/dL	● 低値は動脈硬化を疑う．
LDL-C	〜139 mg/dL	● 高値は動脈硬化を疑う．

糖質代謝

項 目	基準値	検査値からわかること
血糖 (GLU)	70〜110 mg/dL (空腹時)	● 高値は糖尿病，薬物(利尿薬，抗精神病薬，ステロイド薬など)，低値は胃全摘(ダンピング症候群)，薬物(抗不整脈薬，抗菌薬など)を疑う．
HbA1c	4.3〜5.8%	● 高値は糖尿病を疑う．なお，溶血などで赤血球が壊れると血糖値が高くても血中の HbA1c は低下する．

感染症・炎症関連の検査 ···

項 目	基準値	検査値からわかること
C反応性タンパク (CRP)	0.3 mg/dL 以下	● 高値は細菌感染症や炎症性疾患を疑う．

（白川 晶一）

索 引

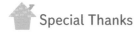

Special Thanks

特定非営利活動法人「エナガの会」

　「エナガの会」は，神戸市垂水区で医療・介護・福祉の専門職の意識の啓発と学びの機会づくりを進めるため設立されました．エナガという鳥は，群れをつくって生活しており，繁殖期にも群れのままでいます．ヒナにはつがい以外の鳥も餌を与えて子育てに参加する，いわゆる「ヘルパー」をする現象が見られます．その姿が「地域での助け合い」につながることから命名されました．

　最初は数人の勉強会から始まり，今では医療職，介護職，行政，福祉，救急隊，消防，警察，大学など，多数の職種の方がお互いの職種や立場の垣根を越えて語り合い，学びあい，協力しあうことができる関係作りを進めています．

　急性期から回復期，慢性期，在宅，介護と一貫した医療提供サービスを，効率的に提供できる地域包括ケアシステムを実現するためには，人と人との関係作りが重要になってきます．エナガの会の活動のように，多職種が顔の見える関係をつくっていく地道な活動が，思いもかけない場面で確かな成果を発揮しています．

　本書のテーマである「在宅医療に貢献できる薬剤師」の育成を支援するプログラムは，神戸薬科大学エクステンションセンターとエナガの会が協力して実施しています．プログラムの詳細は，神戸薬科大学エクステンションセンターのホームページを参照してください．

エナガの会
〈https://enaganokai.org/〉

神戸薬科大学エクステンションセンター
〈https://www.kobepharma-u.ac.jp/extension/〉

薬剤師、在宅へ行く。

2022 年 8 月 1 日　1 版 1 刷　　　　　©2022

編集代表　　編 者
北河修治　　岩川精吾　　髙尾宜久　　長嶺幸子
きたがわしゅうじ　いわかわせいご　たかおよしひさ　ながみねさちこ

発行者
株式会社 南山堂　代表者 鈴木幹太
〒113-0034　東京都文京区湯島 4-1-11
TEL 代表 03-5689-7850　　www.nanzando.com

ISBN 978-4-525-78591-8

A 7859110101-A